陈东 朱昊赟 周丽 管静 著

U0251601

中医药文化

话语体系建构与传播

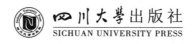
四川大学出版社
SICHUAN UNIVERSITY PRESS

项目策划：陈　蓉
责任编辑：陈　蓉
责任校对：毛张琳
封面设计：墨创文化
责任印制：王　炜

图书在版编目（CIP）数据

中医药文化话语体系建构与传播 / 陈东等著 . 一 成
都：四川大学出版社，2021.8
ISBN 978-7-5690-4821-6

Ⅰ . ①中… Ⅱ . ①陈… Ⅲ . ①中国医药学－文化传播
－研究 Ⅳ . ① R2-05

中国版本图书馆 CIP 数据核字（2021）第 140732 号

书名　中医药文化话语体系建构与传播
　　　ZHONGYIYAO WENHUA HUAYU TIXI JIANGOU YU CHUANBO

著　者　陈　东 朱昊赟 周　丽 管　静
出　版　四川大学出版社
地　址　成都市一环路南一段 24 号（610065）
发　行　四川大学出版社
书　号　ISBN 978-7-5690-4821-6
印前制作　四川胜翔数码印务设计有限公司
印　刷　成都市新都华兴印务有限公司
成品尺寸　170mm×240mm
印　张　12
字　数　202 千字
版　次　2021 年 8 月第 1 版
印　次　2021 年 8 月第 1 次印刷
定　价　49.00 元

◆ 读者邮购本书，请与本社发行科联系。
　电话：(028)85408408/(028)85401670/
　(028)86408023　邮政编码：610065
◆ 本社图书如有印装质量问题，请寄回出版社调换。
◆ 网址：http://press.scu.edu.cn

四川大学出版社
微信公众号

目　录

绪　论

第一节　研究背景及意义

一、研究背景

党的十八届三中全会《中共中央关于全面深化改革若干重大问题的决定》指出："加强国际传播能力和对外话语体系建设，推动中华文化走向世界。"2013年12月30日，习近平总书记在中共中央政治局第十二次集体学习时强调："提高国家文化软实力，要努力提高国际话语权，加强国际传播能力建设，精心构建对外话语体系，发挥好新兴媒体作用，增强对外话语的创造力、感召力、公信力，讲好中国故事，传播好中国声音，阐释好中国特色。"这充分表明建设中国话语体系，提高对外传播能力已经成为一项国家战略。构建具有中国特色、中国风格、中国气派的话语体系，不仅是我国学术界也是我国政府面临的巨大课题和挑战。

中医学是当前世界上历史最悠久、文化最深厚、体系最独特的一门传统医学体系。它是中国先民在长期的生产和生活实践中逐渐认知生命、维护健康的经验概括，是在中华民族传统文化的土壤中孕育而成的古典医学。中医学以中国的古典哲学和人文思想为理论依据，涵括了农学、文学、历史学、地理学、天文学、军事学、心理学等中国古代多个学科的知识体系和思想，构建了具有中国特色的医学理论系统和诊疗模式。中医药特别强调"道法自然、天人合一"的宇宙观，"阴阳平衡、调和致中"的运动观，"以人为本、悬壶济世"的生命观，充分彰显了中华文化的核心价值观念。中医药还提倡

"三因制宜、辨证论治""固本培元、壮筋续骨""大医精诚、仁心仁术"的防病治病理念，更加充实了中华文化内涵，为中华民族认识和改造世界提供了精神动力和智力支持。

中医药作为中华民族原创性的医学科学，从宏观、系统、整体、运动角度揭示人的健康和疾病的形成发展机制，体现了中华民族的直觉认知方式，深深地融入了民众的日常生产生活实践中，形成了特色鲜明的健康文化和实践，成为人们防病治病、养生保健的重要方法，维护着民众健康。从历史上看，中华民族多次遭遇瘟疫，却能一次次度过危险，人口不断增加，文明得以传承，中医药作出了不可磨灭的贡献。早在先秦时期，中医药开始传入朝鲜等周边国家；到汉唐时期，中医药又传入日本及其他东南亚国家。18世纪之后，中医药进入欧洲并在19世纪中期得到了传播，对当地医学的发展产生了积极的作用。20世纪70年代之后，针灸技术的良好疗效逐渐被世界人民了解，中医药的发展为全球医药科学的进步，为世界民众的健康和中华文化的传播作出了贡献。这门传统的医学体系为中华民族的生生不息、中华文明的绵延不断提供了重要保障。因此，中医药学成为中华传统优秀文化的杰出代表。

2010年6月20日，习近平主席在澳大利亚皇家墨尔本理工大学中医孔子学院授牌仪式的讲话中指出："中医药学凝聚着深邃的哲学智慧和中华民族几千年的健康养生理念及其实践经验，是中国古代科学的瑰宝，也是打开中华文明宝库的钥匙。"[①] 中医是中国传统文化中核心价值理念与原创思维的具体表现形式，是流传至今仍能够发挥重要医学价值的科学文化形态。中医药文化蕴含着丰富的哲学智慧和中国人民的生命观，是中国文化软实力的重要体现。

首先，基于中医药在中华文明建设中的重要地位，国家出台了一些政策与法律制度推动中医文化的发展与繁荣。2016年12月6日，国务院新闻办公室发表《中国的中医药》白皮书指出，"中国共产党第十八次全国代表大会以来，党和政府把发展中医药摆上更加重要的位置，作出一系列重大决策

---

① 《习近平出席皇家墨尔本理工大学中医孔子学院授牌仪式》，光明网，https://www.gmw.cn/01gmrb/2010-06/21/content_1155797.htm，2021-03-01.

部署。在全国卫生与健康大会上，习近平总书记强调，要'着力推动中医药振兴发展'。中国共产党第十八次全国代表大会和十八届五中全会提出'坚持中西医并重''扶持中医药和民族医药事业发展'。2015 年，国务院常务会议通过《中医药法（草案）》，并提请全国人大常委会审议，为中医药事业发展提供良好的政策环境和法制保障。2016 年，中共中央、国务院印发《'健康中国 2030'规划纲要》，作为今后十五年推进健康中国建设的行动纲领，提出了一系列振兴中医药发展、服务健康中国建设的任务和举措。国务院印发《中医药发展战略规划纲要（2016—2030 年）》，把中医药发展上升为国家战略，对新时期推进中医药事业发展作出系统部署。这些决策部署，描绘了全面振兴中医药、加快医药卫生体制改革、构建中国特色医药卫生体系、推进健康中国建设的宏伟蓝图，中医药事业进入新的历史发展时期"①。国家的相关职能部门高度重视中医药的重大医学与文化价值，把发展中医药事业作为维护人民健康、推动社会经济发展的重要内容，将中医药的发展提升为国家战略的一部分，中医文化是中医药科学发展的土壤，中医文化的传承与传播是中医药实践的重要保证。

其次，中国人口老龄化和慢性疾病的流行阻碍了健康中国建设的步伐，健康生活成为当代社会共同关注的话题，中医药文化知识的传播应当成为健康中国的重要任务之一。根据第七次全国人口普查结果，2020 年 60 岁及以上人口 26402 万人，占比 18.70%，老龄化程度进一步加深。老年健康已经成为政府与社会共同关注的热点。2017 年，中国健康与素养监测报告显示，中国居民健康信息与素养水平是 22.95%，慢性病防治是 15.71%。报告反映了中国居民对于健康知识认知的严重不足，养生预防的理念严重缺乏。中医药的特色之一是中医的"治未病"养生理念，对于一些慢性疾病，中医药调养的费用低廉，副作用小。传播中医药文化知识，有助于提高人们的健康意识，增强人们的身体素质。

再者，加强中医药文化话语体系的建设是中国文化走出去的必然要求。在"一带一路"倡议和"中国文化走出去"战略规划中，中医文化话语体系

---

① 《〈中国的中医药〉白皮书（全文）》，http://www.scio.gov.cn/ztk/dtzt/34102/35624/35628/Document/1534714/1534714.htm，2021-03-01。

的海外建设占有极其重要的位置。2015 年 12 月 22 日，习近平在祝贺中国中医科学院成立 60 周年时强调"推动中医药走向世界"。若要中医药在全世界获得认可，中医药疗效是关键因素，而关于中医文化的认知是中医药海外实践的先导。2018 年 1 月 5 日，由中国外文局对外传播研究中心联合知名调查机构共同完成的《中国国家形象全球调查报告 2016—2017》在北京发布。报告显示，47％的海外受访者认为"中医药"是中国文化的代表元素，占比第二。虽然海外对中医药有一定的了解，但是要让中医药被世界人民认可仍有很长的路要走，推动中医药文化话语的建构是中医药国际化的重要环节。

最后，中医药文化话语体系的建设是人类生命健康的共同需要。近百年来，西医东渐的影响导致中医药的地位日益衰退，中医药文化日渐式微，中医药文化话语体系不断遭受解构。21 世纪以来，面对几次大流行的瘟疫，中医药在抗疫战斗中发挥了重要作用，尤其是 2019 年新冠肺炎疫情暴发，中国政府积极采取了一系列的抗疫措施，在短时间内有效地控制了疫情的传播，抗疫的成功经验令世界瞩目。中医防治新冠肺炎是中国抗疫经验的一大特色和亮点。2020 年 1 月 22 日，国家卫生健康委员会发布了《新型冠状病毒感染的肺炎诊疗方案（试行第三版）》，正式将中医纳入防治新冠肺炎的指导方案之中。关于中医防治新冠肺炎的效果，《人民日报》报道说，"临床疗效观察，中医药总有效率 90％以上"①，充分彰显了中医药在抗击新冠肺炎疫情中的独特优势和作用。

实践证明，中医药具有良好的疗效，应该成为世界人民维护生命健康的重要手段之一。以此为契机，重构中医药文化话语体系，向大众传播中医药养生保健、防病治病的基本知识和技能，增强民众的自我保健意识，促进大众健康素养提高，是当今社会的时代需求。

二、研究意义

探讨中医药文化话语体系与传播实践具有重要的现实意义和理论价值。

---

① 王君平：《人民日报人民时评：防治新冠肺炎见证中医实力》，人民网，http://opinion. people. com. cn/n1/2020/0430/c1003-31693600. html，2021-03-01。

第一，梳理中医药文化话语体系的历史流变，分析中医药文化话语的媒介呈现，有助于中医药文化的传播与传承。近一个世纪以来，中医药文化的地位逐渐被现代医学取代，中医药文化的话语权也不断被消解，人们对于中医的历史形成缺乏应有的了解，中医药本有的医学价值不断遭受质疑，这些因素严重阻碍了中医药的发展。整体地研究中医药文化话语的当代传播，有助于加强公众对于中医药文化的历史认知，有效提高人们的医学素养以及消除社会对中医药文化的偏见与误解。

第二，中医药文化媒介话语的系统研究是中国传统文化传播研究的丰富和扩展。话语研究最初是语言学的一个分支，随着跨学科研究的盛行，传播学的话语转向成为当前传播学学界研究关注的热点。本课题从话语的视角开展研究，中医药文化与媒介话语传播有机结合，有助于推动文化话语传播学理论与实践在中国的发展。

第三，系统地总结中医药文化传播的发展现状，为中医文化传播提供借鉴。中医文化媒介话语课题一直缺乏系统性的研究，通常媒介研究偏向于传统媒介、新媒介，而在中医文化的海外传播中传播学界较少观照翻译这一重要的媒介。因此，从国内媒介、海外媒介和翻译媒介进行研究，全方位、多角度地探讨中医药文化的传播路径，可以为中医药文化的全球传播贡献更系统化的决策建议。

第四，研究中医药文化话语传播实践能够增强文化自信。中医药文化是中国传统文化的精髓，是社会主义核心价值观的集中体现。加强中医药文化话语体系的建设，不仅有助于实现文化自觉、文化自信和文化认同，而且有益于增强中医药文化国际影响力和中华民族凝聚力，为人类命运共同体的建设提供中国智慧。

第二节　国内外研究现状

一、中医药文化传播的国内研究

由于中医药在抗击新冠肺炎疫情中逐渐显现其疗效，加上中国文化"走出去"的倡议,中医药文化传播研究开始进入国内学者的视野。我们从中医药文化的国内传播、中医药文化的翻译以及中医药文化的海外传播三个角度梳理国内学者的研究成果。

第一,中医药文化的国内传播研究视角多元,国内学者主要从语境理论、传播史等方面探讨中医药文化传播的现实问题与对策。魏一苇、何清湖等在《试论中医文化传播的困境与出路》中探讨了中医文化传播的意义、困境、方法和途径。文章指出了中医在中华文化的传承与复兴中的重要意义,但也言明中医学的产生以自然唯物观为基础,"天人合一""阴阳五行"和"藏象经络"等理论难以契合现代医学逻辑与话语体系,中医学界缺乏文化主体意识。对于当前中医文化传播的困境,作者建议树立文化的主体意识,充分发挥人际传播与群体传播的作用。① 申俊龙、曾智阐释了中医药文化传承与传播面临的危机与挑战,总结了中医药文化传承与传播的成功经验与不足。他们给出了中医药文化传播的宏观指导,要求加强中医药管理的顶层设计,塑造中医药文化形象,建立健全中医药文化传播的相关组织,推进国际的医学文化交流与合作,把中医孔子学院办成中医药文化海外传播的重要阵地。② 陶林、张宗明认为中医文化传播面临真中医失语、中医传播策略弱化、中医神秘化等困境,原因在于人们对中医文化传播的重要性认知不足、传播机制不健全、中医话语体系理解困难、大众对中医疗效缺乏信心。研究指出,中医院校应该成为中医文化传播的主体,建立政府主导的社会协同机制,实现中医文化传播的大众化和时代化。③

王明强等学者撰写了我国第一部中医文化传播史专著——《中国中医文化传播史》。著作按照历史发展脉络,从典籍的出版发行、医家的行医讲学、中医的教育传承、涉医的文学艺术与典籍、蕴含中医文化元素的民俗等视角进行梳理,全面展现了我国古代中医文化传播的历史场景,为中医的传承与发展提供了参考和借鉴。④ 刘彦臣以《中国日报》网络版的中医文化新闻为

---

① 魏一苇、何清湖、陈小平:《试论中医文化传播的困境与出路》,《湖南中医药大学学报》,2013(03),第98-101页。
② 申俊龙、曾智:《中医药文化传承与传播的哲学智慧》,北京:科学出版社,2015年版。
③ 陶林、张宗明:《论中医文化传播的困境与突围》,《理论月刊》,2015(03),第70-73页。
④ 王明强、张稚鲲等:《中国中医文化传播史》,北京:中国中医药出版社,2015年版。

研究样本，进行中医文化国际传播问题的研究，梳理了近十年来我国中医文化国际传播的发展历史与现状，认为加强顶层设计和国家中医药事业发展政策的制定与落实，是提升中医文化国际传播在我国文化"走出去"战略中的地位与作用的重要方式。[①] 何清湖率领的中医文化研究团队以经典传播语境理论为研究视角，系统地研究了中医文化传播的现代语境特征。这些特征主要包括外部环境的社会现代化、新媒体的兴起及全球化，以及内部认知环境的传统与现代、东方与西方、科学与人文之间的冲突，以上因素严重制约了中医文化的传播。[②]

从传播学的视角研究中医药文化传播是近年来学术研究的主要阵地。毛嘉陵等编写了中国第一部中医文化传播学教程。该著作以传播学的 5W 模式为框架，全面展现了中医文化传播的各种可能路径，为中医文化传播提供了良好的理论基础。[③] 刘丹青从传播学的角度探讨了中医文化、传播学与媒介之间的内在关联，系统回顾了中医文化传播媒介变迁，深入分析了中医文化传播的困境和机遇，指出业界应当重视新媒体环境下中医文化的正向传播效应，建立健全以政府为主导的中医药文化新媒体传播机制及监督制度，增强新媒体行业的自律性，优化中医文化新媒体传播环境，推动中医文化传播从业者专业化建设，努力提升公众媒介素养和中医文化素养。[④] 于欢的《新媒介在中医药文化传播中的现状分析》、许纯纯的《新媒介在中医药文化传播中的应用》、张树剑的《微博时代中医文化传播存在的问题及对策》和鲁红玲的《基于微信公众平台的中医药文化传播探析》等均从新媒介的视角分析中医药文化传播的现状与对策。

第二，翻译作为媒介的研究一直是中医药文化海外传播的重点。唐韧主编的《中医跨文化传播：中医术语翻译的修辞和语言挑战》主要借助中药医学、语言学、翻译学以及中国文化与哲学相关知识，对中医术语的生成机制、句法语义乃至修辞特征进行了分析，指出了中医术语的独特性，讨论了

---

① 刘彦臣：《评析近十年〈中国日报〉有关中医文化的国际传播》，《学术交流》，2014（10），第 186－191 页。

② 丁颖、魏一苇等：《中医文化传播的现代语境（一）：语境与传播》，《世界科学技术——中医药现代化》，2018（01），第 78－81 页。

③ 毛嘉陵：《中医文化传播学》，北京：中国中医药出版社，2014 年版。

④ 刘丹青：《新媒体视域下的中医文化传播研究》，南京中医药大学硕士学位论文，2017 年。

科学术语的一般特征、西医术语的汉译以及中外语言文化交流的成功经验，评析了诸多中外中医术语译者及研究者所提出的见解，在此基础上提出了中医术语源语导向的翻译方法。①

鉴于中医文化英译实践与研究比较薄弱，许天虎从传播学"降噪"视角对比分析《黄帝内经素问》9个英译本，指出了中医药文化外宣翻译存在的翻译标准不一致、误译等问题，提出了中医药文化外宣翻译的相关建议，如中外合作、医译合作、中医名词术语统一、适度套译等。② 马平从中医药文化国际传播角度探讨中医翻译问题与对策，强调从中医文化知识储备、中医翻译标准化、中医翻译人才培养等方面推进中医文化国际传播进程。③

殷丽根据《黄帝内经》在美国两家知名学术出版社出版，分析出版社在《黄帝内经》海外传播中发挥的关键作用，指出出版社本身的品牌价值更加容易影响学者、普通读者对我国医学典籍的选择和阅读。④ 殷丽的另一篇论文则通过实证分析海外传播效果，为《黄帝内经》的对外传播研究开辟了新的路径。⑤

第三，中医文化的跨文化传播一直受到学界的关注，相关研究主要集中于为解决中医药跨文化传播的问题提供建设性建议和策略。徐永红以文化适应为视角，从历史层面、理论层面、语言层面、实践层面研究中医药文化对外传播问题，目的是探寻中医药文化对外传播的可能路径，并提出促进文化适应的策略。对于中医药文化对外传播的文化适应问题，研究提出了8W模式和针对传播主体（政府、组织和企业）的具体操作方法。⑥

严暄暄撰写的《中医药跨文化传通：英国地区的人类学考察和传播学分析》是一部以实地考察为主的海外中医药传播学专著，从人类学和传播学的

---

① 唐韧：《中医跨文化传播：中医术语翻译的修辞与语言挑战》，北京：科学出版社，2015年版。

② 许天虎：《传播学视角下中医药文化外宣翻译的"降噪"研究——以〈黄帝内经·素问〉的9个英译本对比分析为例》，上海外国语大学博士学位论文，2019年。

③ 马平：《中医药文化国际传播视角下中医翻译的问题与对策》，《环球中医药》，2013（06），第441-444页。

④ 殷丽：《国外学术出版社在我国科技类典籍海外传播中的作用—以美国两家学术出版社对〈黄帝内经〉的出版为例》，《出版发行研究》，2017（04），第87-90页。

⑤ 殷丽：《中医药典籍国内英译本海外接受状况调查及启示——以大中华文库〈黄帝内经〉英译本为例》，《外国语》，2017（05），第33-43页。

⑥ 徐永红：《中医药文化对外传播研究》，上海：华东师范大学出版社，2015年版。

视角探讨中医药跨文化传通，以英国中医药为区域研究目标，从临床活动、教育科研、商业运作、政策立法等方面考察中医药作为"他者"在英国跨文化传通中的传播主体、传播内容、传播受众、传播渠道、传播效果以及传播语境（政治、社会、经济、文化），分析传通活动的规律特征与传播困境，为中医药文化的跨文化传播提供启示。①

王孜、曾祥敏通过分析中医文化对内传播的现状、成功经验，归纳出中医文化国际传播存在认知不足、文化差异和语言复杂性等困境，提出了拓展国际传播多元、实现跨文化融合和建立信任体系等路径。② 刘国伟研究了中医的跨文化传播现状、存在的问题及传播思路。文章认为影响中医跨文化传播的因素主要包括源文化、传播媒介和目标文化，源文化是中医跨文化传播的起点，传播媒介的拓展是传播效率提升的途径，目标文化是制约源文化中医传播效果的关键，建议从中国古代中医跨文化传播中寻求方法，利用现有资源进行"借力传播"和开拓新平台"自力传播"。③

二、中医药文化传播的国外研究

从传播学的角度研究中医药文化传播在国外研究中极其少见，主要原因有以下几点：其一是国外汉学界有个别的学者专注于中医药文本的阐释研究，如何实现中医药文化的有效传播不是他们关注的对象。其二是中医药文化是中国的传统文化，中医药文献以文言文为主，资料阅读难度极大，这对国外研究者来说是很大的挑战。

目前，中医药文化传播取得了一定的学术成果，为本书的研究提供了丰富的理论资源，为学界进一步展开中医药文化传播研究打下了坚实的基础，同时，关于中医药跨文化传播研究也仍然存在一些有待思考和改进的空间。

第一，从以上的文献梳理可知，国内学者已经就中医药文化传播的意义、困境与对策进行了比较宏观的分析，为研究中医药文化传播提供了良好的学术基础。但是，这些研究仍然处于中医药文化传播研究的初始阶段，研

---

① 严暄暄：《中医药跨文化传通：英国地区的人类学考察和传播学分析》，北京：中国中医药出版社，2018 年版。

② 王孜、曾祥敏：《中医文化国际传播的策略与路径》，《传媒》，2018（21），第 76－78 页。

③ 刘国伟：《浅谈中医跨文化传播》，《中华中医药杂志》，2011（05），第 1047－1050 页。

究内容大多侧重于宏观的解释，缺乏细致深入的探讨，学界关于中医药文化传播困境问题难以达成共识，研究提出的策略缺少可操作性，无论在宏观方面还是微观方面都略显宽泛，忽略了中医药文化话语体系的宏观与微观研究的结合。中医药文化的概念阐释仍然比较模糊，传播内容不明确容易导致对策的空泛，课题研究价值有待提升。清晰界定中医药文化、中医药文化特征与功能应该是中医药文化传播研究的前提。

第二，拉斯韦尔的经典传播学理论 5W 模式是当前中医药文化传播研究的主要范式，但是这些学术研究内容略显宽泛，缺乏微观方面的深入思考。中医药文化传播需要新的研究视角，尤其是跨学科的视角，从微观层面进行探讨，提高学术研究水平，以助力当代中医药文化话语体系的建设。

第三，中医药文化的跨文化传播研究数量逐渐增加，且多从翻译学、人类学、传播学等视角研究中医药文化外译策略以及异质文化传播功能、特征和路径。翻译是中医药文化对外传播的重要环节，现有中医药文化翻译研究主要从翻译学的角度展开翻译策略的微观研究，极少从翻译的媒介性特征阐释中医药文化传播的意义和路径。

媒介是中医药文化传播的重要载体，本书通过话语的历时性与共时性两个向度的分析，全面而系统地研究中医药文化话语体系形成的历史背景与流变，并从国内媒介、翻译媒介、海外媒介等媒介话语的视角探讨我国中医药文化传播的现状、存在的问题以及可能的传播路径，为我国中医药文化话语体系的建设和国际话语权的提升提供借鉴。

第三节　研究思路与方法

一、研究思路

本书的研究内容包括五个部分："话语体系与中医药文化""中医药文化话语体系的历史考察""中医药文化话语体系的国内媒介话语""中医药文化话语体系的翻译媒介话语"和"中医药文化话语体系的'他者'媒介话语"。

第一章从话语、话语权、话语体系、媒介话语入手，在梳理国内外话语理论成果的基础上，明确话语体系的概念与方法，为研究中医药文化的媒介话语提供理论指导和研究框架。话语是陈述，指用于表达意义的语言运用。话语是一种社会实践，具有权力的特征。话语体系包括话语主体、话语内容、话语媒介、话语受众和话语效果。中医药文化是话语内容，国内媒介、海外媒介和翻译媒介是话语传达的方式。

第二章从话语的历时性角度考察中医药文化话语体系形成的思想渊源、生成机制与话语流变。中医药文化话语体系从以生活话语、哲学话语为基础，逐渐转变为以气话语、阴阳五行话语为基础。《黄帝内经》《伤寒杂病论》《神农本草经》《难经》这些医学著述是中医药文化话语体系的核心，后世中医药提出的关键概念与上述经典保持了话语的统一。明清时期，中医药文化话语体系的建设达到顶峰。随着西医东渐，现代医学逐步成为医学的主流，中医药文化进入失语状态。21世纪初，中医药在几次人类抗击传染病的过程中发挥积极效果，中医药文化又开始进入人们的视线。

第三章从中医药话语体系建构的理论层面具象化到传播环节。首先，通过回顾传播生态的概念，更加明确中医药文化的有效传播离不开健康传播生态的环境支持。接着从传播学经典的 5W 模式入手，通过梳理媒介技术的发展史、传播模式的类型化，分析中医药文化在历史变迁中的内容继承和文化创新。最后，对我国现阶段中医药文化传播内容和传播主体进行分类，展现出中医药文化传播的特色和时代印记，以期为我国中医药文化的对内、对外传播提供相关指导。

第四章从"话语翻译问题系"的角度考察中医药文化话语体系的翻译与传播。首先梳理中医药英语翻译历史，阐明一个较为完整的中医英译历史进程。其次从中医药典籍英译的视角细致分析《洗冤集录》《医林改错》《本草纲目》《救荒本草》《黄帝内经》等中医药经典文本的英译活动。最后指出中医药术语的英译中存在的问题，具体包括中医药术语的界定和分类、中医药术语的特点及中医药术语英译等，并提出中医药术语英译标准化建设的路径。

第五章对中医药文化国际传播的历史脉络与现实状况进行分析，试图厘清中医药文化国际传播的特征与规律，在实证分析中探索中医药文化国际传播的实践路径，为推动当下中医药文化国际传播给予实践探索与理论观照。

二、研究方法

根据研究主题的需要，本研究拟定以下两种研究方法考察中医药文化话语体系的建构与传播，并在此基础上进行思考和展望。

（一）文献资料法

通过广泛收集和研读中医药文化、话语传播的历史以及最新研究资料，厘清该研究领域的成果与不足，为本研究提供扎实的文献基础。

（二）历史分析法

通过历史分析法梳理中医药文化话语产生的历史轨迹，从宏观层面把握中医药文化话语体系的形成、发展与变化过程，指出当代建设中医药文化话语体系的必然性。

第一章　话语与中医药文化话语

第一节　话语的基本概念

一、话语

"discourse"（话语）源自拉丁语"discourus"，意思是对事物演绎、推理、叙述的过程；在法语中指"自由对话""事实的陈述或叙说"。在语言学领域，"话语"的意思是"口头叙述"。结构主义语言学家索绪尔认为："'音位'这个术语含有声音动作的观念，只适用于口说的词，适用于内部形象在话语中的实现。"① 按照索绪尔的分析，"话语"就是"口说的词的组合"，即有声的言语活动。"话语"与"语言""言语"之间既有联系又有区别。"语言"是世代传承的由词汇、句法、语法构成的语言符号系统；"言语"是说话者说出的具体词句，或指说话者可能说出、可能理解的全部内容。索绪尔在思想史中第一次在"实际进行的言语活动"的意义层面运用"话语"的概念，这里的"话语"已经超出了日常词汇的范畴。

《辞海》这样定义"话语"："言语交际中运用语言成分建构而成的具有传递信息效用的言语作品。现代语言学中的话语语言学和语篇分析等学科，主要研究从对话片断到完整语篇的超句语言结构。"②《中国大百科辞典》对

---

① 费尔迪南·德·索绪尔：《普通语言学教程》，高名凯译，北京：商务印书馆，1980年，第101页。

② 夏征农、陈至立：《辞海（第六版缩印本）》，上海：上海辞书出版社，2010年，第778页。

"话语"的定义是："语义上能表达一个相对完整的意思或思想的一句以上的话或书面上的成段的文句。"①《现代汉语名词辞典》认为：话语是"说出来的能够表达思想的言语"②。柯林斯 COBUILD 词典定义话语为"人与人之间的口语和书面语的交流"。现代英语中，"话语"（discourse）指思想的语言交流，如演讲、口述、论文等。从以上词典的定义可见，话语是用于思想交流的言语。

20 世纪初，俄国形式主义学派开启了"文学文本与文化传统"的研究，即"文本话语"研究，他们强调书写是文化进程的反映。俄国形式主义代表人物雅克布森定义话语为交流中的语言，话语具有诗性功能。不同于俄国形式主义者，巴赫金则认为"话语"概念指具有交流功能的语言，"话语"可以分为"日常话语"和"艺术话语"。日常话语的功能是日常生活中的交流，艺术话语的功能是艺术作品作者与鉴赏者的交流互动。叶尔姆斯列夫的"话语"等同于"文本"，文本是从语言中派生出来的。

1952 年，美国结构主义语言学的代表人物哈里斯（Harris）在《语言》（*Language*）杂志上发表了以"话语分析"（discourse analysis）为主题的论文，率先提出"话语分析"这一概念。

费尔克拉夫是英国语言批判和话语分析的代表人物，他认为"话语"的深层内涵是"文本"。"文本"被看作话语的一个向度，是文本生产过程中的书写的或口头的"产品"③。基于这一分析，"话语"是社会实践的一种方式，而不完全是个人的行为活动。话语与社会相辅相成，话语为社会结构——包括阶层、法律、教育、习俗等所制约。另外，费尔克拉夫认为，"话语不仅反映和描述社会实体与社会关系，话语还建造或'构成'社会实体与社会关系；不同的话语以不同的方式构建各种至关重要的实体，并以不同的方式将人们置于社会主体的地位"④。他指出了话语的实践特性，认为话语是思想表达的载体和社会关系的反映，能够突显人的主体性，能够能动地建构社会现实。话语能够建构社会意义，主要表现在以下三个方面：一是

---

① 中国百科大辞典编委会：《中国百科大词典》，北京：华夏出版社，1990 年版，第 506 页。
② 陶然、萧良等：《现代汉语名词辞典》，北京：中国国际广播出版社，1995 年版，第 195 页。
③ 诺曼·费尔克拉夫：《话语与社会变迁》，殷晓蓉译，北京：华夏出版社，2003 年版，第 3 页。
④ 诺曼·费尔克拉夫：《话语与社会变迁》，殷晓蓉译，北京：华夏出版社，2003 年版，第 3 页。

建构身份，如"社会身份"、社会主体的"主体地位"、各种类型的"自我"；二是建构人与人之间的社会关系；三是知识和信仰体系的建设。① 费尔克拉夫将话语理论与社会理论结合，超越了话语的语言学意义，指出了话语在社会建构中的能动作用，为话语理论的研究与实践开拓了新的范式。

"话语"的学术理论研究越来越受到国际学界的关注。从 20 世纪 60 年代开始，"话语"概念逐步从语言学发展到哲学、史学、文化学、文学、传播学等人文社科领域。"语言的运用"含义突破了语言学的学科边界，蕴含了社会、政治、历史、文化等层面上的意义。"话语"一词已经成为多个学科和学派的热词。

目前学界关于话语形成了不同的观点。沈开木先生指出："话语是在交际的决策和框架的基础上经过大编码而产生的言语成品。"② 话语是在符码的控制下经过编码而形成的产物，这是从话语的表意机制理解话语的概念。范晓则强调："话语是由两个互相依存的部分组成的，一个部分是话语内容，也就是言语者表达的思想内容；另一个部分是话语形式，也就是言语者借以表达思想的形式，这种形式就是语言，这是一种现实的、具体的语言，是族语的个别形态，是族语的存在形式。""话语是语言和思想的结合体。"③ 范晓的话语理解类似于索绪尔所说的能指与所指的二联体。王永进认为话语是"一个集语言符号系统和价值观念系统于一身的统一体，它既包含了一定的符号、概念、声调、语法等客观因素，同时又承载了特定主体的认知、情感和意志等主观因素"④。

关于话语的理解，国外学者也持有不同的观点。托多罗夫认为："话语概念是语言应用之功能概念的结构对应物"，"语言根据词汇和语法规则产生句子。但句子只是话语活动的起点：这些句子彼此配合，并在一定的社

---

① 诺曼·费尔克拉夫：《话语与社会变迁》，殷晓蓉译，北京：华夏出版社，2003 年版，第59—60 页。

② 沈开木：《现代汉语话语语言学》，北京：商务印书馆，1996 年版，第 2 页。

③ 范晓：《语言、言语和话语》，见赵蓉晖编：《索绪尔研究在中国》，北京：商务印书馆，2005 年版，第 203 页。

④ 王永进：《话语理论与实践》，上海：上海交通大学出版社，2018 年版，第 3 页。

会——文化语境里被陈述；它们因此变成言语事实，而语言则变成话语"①。话语包含三个层面：第一，话语是语言使用的结果；第二，话语是由词汇和语法规则构成的语义片断；第三，话语因语境的不同产生意义的差异性。法国思想家福柯的话语理论一直是学界关注的焦点，他革新了以结构主义语言学家索绪尔为代表的语言观（"语言"和"言语"两部分），指出了他们在研究语言进化的过程中忽略了"话语"这个重要的因素。按照福柯的观点，话语就是历史的形态，人类社会的文化是由话语建构而成的。福柯认为，"话语是由符号构成的，但是话语所做的，不只是使用这些符号以确指事物"②。话语是符号系统的使用。福柯的话语理论超越了语言学意义，话语理论与方法被广泛运用于社会、文化和政治等研究领域。

"话语必然是一个语言符号和价值观念的统一体，即它既是由一定的符号、概念、词句、语音、语法等所构成的语言符号，同时又反映了特定的认知、情感、意志。"③ 话语是由语言构成并反映某种价值理念的符号系统。"话语一旦形成，便拥有了自己的意义世界，形成了自己的特定规则，构建了自己的知识型式和话语系统。"④ 话语是基于某种规则形成具有秩序的符号串，用于表达意义和表征文化的实践。话语中涵括一定的符号与规则，同时携带了特定主体的认知与文化符码。

二、话语权

话语权的"权"字可以从权利和权力两个层面进行解释，权利是话语表达的法定资格，而权力是就话语的地位和意义而言。话语是现代社会公民的一项政治权利，每个人都有表达的权利。皮埃尔·布迪厄指出，话语"并非

---

① 茨维坦·托多罗夫：《巴赫金、对话理论及其他》，蒋子华、张萍译，天津：百花文艺出版社，2001年版，第17页。
② 米歇尔·福柯：《知识考古学》，谢强、马月译，北京：生活·读书·新知三联书店，1998年版，第62页。
③ 陈锡喜：《马克思主义：意识形态和话语体系》，上海：华东师范大学出版社，2011年版，第35页。
④ 金德万、黄南珊：《西方当代"话语"原论》，《西北师大学报》（社会科学版），2006（05），第54页。

单纯的'能说'，还意味着有权利说，有权利通过语言来运用自己的权力"①。李水金从两个维度来理解话语权："一是指'言说、交流、辩论'等语言上的权利，即'言语权利'；二是指一种表达公民利益、思想与需求的'行为权利'，如投票、选举、参与等都是一种话语权。"② 以上学者从公民的言语表达权利来论述话语权。

话语权的另一层意思是权力，即法国思想家米歇尔·福柯所谓的"话语即权力"，"话语权"的概念也是由他率先提出的。话语权不仅是现实的力量，而且是一种社会现实的创造力量。他还指出"正是在话语中权力和知识才得以相互连接"，当研究权力与知识之间的关系时必须审视话语的功能，这也突显了话语、权力和知识之间的内在逻辑联系。"它将表征从纯形式理论的控制中解救出来，并给它一个历史的、实践的和'俗世的'运作语境。"③ 话语、权力和知识相互影响、相互作用形成一个动态的结构整体。福柯在《话语的秩序》中揭示了话语与权力之间的联系，"话语并非仅是斗争或控制系统的记录，亦存在为了话语及用话语而进行的斗争，因而话语乃是必须控制的力量"④。

福柯的话语权理论提供了以下两点启示：首先，话语是一种社会实践，话语是影响中国传统文化当代传播的一个重要因素。其次，话语对现实具有建构功能和权力特征。话语被认为是一种社会实践，不仅是表述现实的工具，也具有"以言行事"的能力。话语体现了一种权力关系。福柯认为真理是知识凭借权力进入话语体系后生成的，正是权力决定了话语的生命。掌控话语权的国家就能压制和排斥其他国家的权力，话语权必然成为不同利益集团为实现自身利益而争夺的重要工具。正如陈锡喜所言："一种话语体系要想在社会中取得支配地位，不仅需要掌握国家政权，而且还需要该话语体系具有对社会生活的解释力和对社会成员的说服力"，"话语主导权是一个社会中主流话语的标志，它在社会各种形式的话语中不仅居于统治地位，而且能

---

① 杨善华：《当代西方社会学理论》，北京：北京大学出版社，1999年版，第288页。

② 李水金：《中国公民话语权研究》，长春：吉林人民出版社，2009年版，第29页。

③ 斯图亚特·霍尔：《表征：文化表象与意指实践》，徐亮、陆兴华译，北京：商务印书馆，2003年版，第48页。

④ 米歇尔·福柯：《话语的秩序》，见许宝强、袁伟选编：《语言与翻译的政治》，北京：中央编译出版社，2001年版，第3页。

真正起到支配作用"。① 话语权是一种掌握、控制和阐释"话语"的权利与权力，是对话语背后的价值取向和意识形态进行引导和建构的能力，通常采用议程设置、广义叙事等手段诱导性地支配舆论动向，使受传者自愿按照既定的程序去思考和行动。"话语权的争夺实质上就意味着政治地位的争夺，在社会变革之际，谁拥有更多的话语权，谁就具有更多的社会影响力和控制权，谁就能引领社会发展的方向和模式。"②

三、话语体系

话语体系是一个国家和民族的符号系统，彰显了一个国家或民族本有的历史地理文化、价值观念，不仅是国家软实力的重要组成部分，也是国际话语权最显著的因素。如今人类已经迈入经济全球化、信息化、网络化的时代，国际交往日益频繁，国家之间、地区之间的影响更加深刻，哪个国家的话语体系更有说服力、更具影响力，该国就拥有更加强大的国际话语权，就能在国际关系中占据优势地位，在国际活动中发挥更大的影响力。

关于话语体系，学界给出了不同的理解。周宇豪指出，话语体系是一个国家或民族整体的思想理论体系以及文化知识体系的外在表达，同时受到思想理论体系以及文化知识体系的制约。③ 话语体系是一个国家或民族价值理念或意识形态的外化。卢凯、卢国琪认为话语体系是"系统化、理论化了的话语群"④。郭湛、桑明旭将话语体系定义为"主体通过系统的语言符号，并按照一定的内在逻辑来表达和建构的结构完整、内容完备的言语体系"⑤。话语体系是由语言符号组合而成的一套意义合一的系统，是思想理论体系的符号表征。

学界通过话语体系的要素对话语体系进行界定。韩庆祥从学理上提出了

---

① 陈锡喜：《马克思主义：意识形态和话语体系》，上海：华东师范大学出版社，2011 年版，第 53 页。

② 朱兆中：《当代中国的价值追求：坚持马克思主义在意识形态领域指导地位的思考》，上海：上海人民出版社，2012 年版，第 41 页。

③ 周宇豪：《马克思主义中国化话语体系变迁的政治学考察》，《新闻界》，2013（19），第 17 页。

④ 卢凯、卢国琪：《论打造马克思主义中国化话语体系的路径》，《探索》，2013（05），第 14 页。

⑤ 郭湛、桑明旭：《话语体系的本质属性、发展趋势与内在张力——兼论哲学社会科学话语体系建设的立场和原则》，《中国高校社会科学》，2016（03），第 28 页。

中国哲学社会科学的八层次学说话语体系，主要包括话语基础、话语核心、话语内容、话语方式、话语自信、话语传播、话语权和话语创新。话语基础包括先前的政治、经济、文化等实力的融合，话语核心是从话语基础产生的核心理念与价值，话语内容是要讲什么，话语方式是如何讲述，话语自信是讲述的底气与信心，话语传播是话语的媒介呈现方式，话语权是话语的定义权、解释权和控制权，话语创新来源于上述七个层次。① 八层次学说话语体系的架构包括了基础、核心、内容、媒介、效果等方面，为话语体系的建设提供了比较全面的指导。但是，由于该框架过于宏观，对于具体的话语体系建构实践来说仍然缺乏可操作性。

我们受拉斯韦尔的 5W 经典传播模式的启发，将话语体系分为话语主体、话语内容、话语媒介、话语受传者以及话语效果五个方面。话语主体指谁在发送话语内容；话语内容指陈述的主题；话语媒介是话语表达的方式，包括口语、报刊书籍、广播、电视与互联网；话语受传者指话语的接收者；话语效果指话语传达产生的影响力。

第二节　中医药文化的媒介话语

一、中医药文化

"culture"（文化）来自拉丁语"colere"，原是一个动词，本义是耕种、居住或练习，在英语、法语中也含有栽培、种植的意思，并引申为对人的品性教养。"文化"一词在中国文字系统中自古有之。"文"指纹理，《易·系辞下》说："物相杂，故曰文。"《说文解字》说："文，错画也，象交文。"这里均指各色混杂形成的纹路。"化"原本意思是改变、生成。《黄帝内经素问》说："化不可代，时不可违。"《易·系辞下》说："男女构精，万物化生。"这里的"化"均指此义。汉代以后，"文"与"化"组合形成"文化"，指性情的陶冶。"凡是超越本能的、人类有意识地作用于自然界和社会的一

---

① 韩庆祥：《中国话语体系的八个层次》，《社会科学战线》，2015（03），第1页。

切活动及其结果，都属于文化；或者说，'自然的人化'即是文化。"① 文化是人化，是人类在社会实践活动中利用和改造自然世界实现自身价值观念的过程。

由于文化的内涵与外延差异过大，不少学者对文化给出了不同的理解。张岱年提出："文化可以分为广义文化和狭义文化。广义的'文化'，着眼于人类与一般动物、人类社会与自然界的本质区别，着眼于人类卓立于自然的独特生存方式，其涵盖面非常广泛，所以又被称为'大文化'；狭义的'文化'排除人类社会－历史生活中关于物质创造活动及其结果的部分，专注于精神创造活动及其结果，所以又被称作'小文化'。"② 梁漱溟提出："文化，就是吾人生活所依靠之一切……文化之本义应在经济、政治，乃至一切无所不包。"③ 余英时提出了文化"四层次说"："首先是物质层次，其次是制度层次，再其次是风俗习惯层次，最后是思想与价值层次。"④ 基于上述分析，文化既涉及精神创造领域，也涉及物质创造领域，他们忽略了"文化"与"文明"的本质区别。持有相同观点的英国人类学家爱德华·泰勒说，就广义的民族学意义来看，文化或文明，是一个复合的综合体，它包括知识、信仰、艺术、道德、法律、风俗，以及作为社会成员的一分子所获得的全部能力和习惯。⑤ 泰勒将文化与文明混淆，使文化问题变得更加复杂繁乱。文化偏向精神性的，文明倚重物质进步，可以说机械文明，但不说机械文化。"文明的物质性可触摸性比较大，文化的精神性不可触摸性更强。"⑥

关于文化的定义，赵毅衡指出，文化是"一个社会中所有与社会生活相关的符号活动的总集合"⑦。文化是"与社会生活相关的符号活动的总集合"，充分揭示了文化与文明之间的差异。民族性、社群性、层控性和保守性是文化的重要属性。任何一种文化的出现都与其自然－社会环境有密切关

① 张岱年、方克立：《中国文化概论》，北京：北京师范大学出版社，2004年版，第3页。

② 张岱年、方克立：《中国文化概论》，北京：北京师范大学出版社，2004年版，第3－5页。

③ 梁漱溟：《中国文化要义》，上海：上海人民出版社，2005年版，第6页。

④ 余英时：《从价值系统看中国文化的现代意义》，见甘阳主编：《文化：中国与世界》第一辑，北京：生活·读书·新知三联书店，1987年版，第88页。

⑤ 爱德华·泰勒：《原始文化：神话、哲学、宗教、语言、艺术和习俗发展之研究》，连树生译，上海：上海文艺出版社，1992年版，第1页。

⑥ 赵毅衡：《哲学符号学：意义世界的形成》，成都：四川大学出版社，2017年版，第289页。

⑦ 赵毅衡：《文学符号学》，北京：中国文联出版公司，1990年版，第89页。

系。在漫长的时间里，随着社会的发展和疆域的扩大，中国境内的各个民族之间联系不断加强，民族共同的语言、经济、生活方式以及文化心理逐渐完备，共同的文化体系得以形成。与众不同的文字语言、文学艺术、科学技术、哲学宗教和社会伦理成为中国文化的核心要素。中医药文化是中国古代自然科学技术的重要代表，是中华民族几千年来认识生命、维护健康、防治疾病的重要思想和方法体系。中医药文化也是中华民族传统优秀文化的重要代表，作为中国特色文化话语符号，中医药文化话语体系的建设具有重要的文化价值和时代意义。

中医药文化是世界医学文化之一，不仅对东南亚地区的国家产生巨大的感召力，对十七八世纪的西方文明也产生过重要影响。21世纪，面对不同疫病的侵袭，中医药发挥了积极的治疗作用。因此，发掘中国医学文化价值，努力推动中医药文化现代化，从中总结出易于为人所接受的健康理念，在国际社会进行宣传推广，对于提升中医药文化的国际话语权、塑造良好的国际形象具有十分重要的价值。

中国国际话语权的提升必须依靠话语体系的建设，而话语体系的建设又离不开话语主体、话语内容、话语媒介、话语受传者以及话语效果等方面。以中医药文化为话语的主要内容建构中国特色话语体系，是由中医药文化的地位决定的。中医药文化是我国古代劳动人民在生活实践中与疾病作斗争的医学经验总结，它以完整而独特的医学理论体系、高超的医疗技术水平和丰富的医学典籍著称于世。气一元论、阴阳学说、五行学说、藏象学说、经络学说、形神学说是中医学的核心学说，这些学说体现了中医学的整体观、运动观和辩证观，区别于现代医学中身体的局部观、机械论。如今，中医学中的针灸疗法仍然为西方国家所采用。中医基础的四大经典著作《黄帝内经》《难经》《神农本草经》《伤寒杂病论》，不仅代表着中医的核心理论和方法，还蕴涵着中华文化的核心思想和精神，特别是《黄帝内经》，几乎涉及中国古代自然科学、社会科学和语言文化等各个方面，经由世界各地的传播，已经成为中国文化走向世界的重要载体。气、阴阳、五行等中国文化重要概念的音译形式已经转变为西方语言中的通用语，这就是中医文化为中国文化走出去作出的一大贡献——为中国文化走出去奠定了坚实的语言基础。

汉唐时期西域佛界人士千里迢迢到中原地区宣扬佛教，明清时期西方传教士远渡重洋到中国传播基督教，医药一直是他们凝聚人心和人力的一个重要路径。作为中国传统文化不可分割的一个重要组成部分，中医药对于推进中国文化走向世界不仅具有凝聚异国他乡人心和人力的作用，还是直接传播和传扬中国传统文化的重要桥梁。中医药文化的生命观、疾病观和养生观是一套科学的思想体系，这是中国争取国际话语权的重要突破口。中医药文化的国际话语权就是中医药文化话语体系在国际社会拥有的影响力、传播力、解释力和主导力。

中医药文化话语体系建设的重要环节是有效地表达中医药文化，具体来说，在阐述和表达中医药文化、中医药故事的时候，要善于从受传者的角度去言说，表达要具有公信力、感染力和影响力。

二、中医药文化的媒介话语

（一）大众媒介

厘清大众媒介的概念是进行中医药文化的媒介话语研究的前提。人类的生存依赖媒介的中介作用来实现信息的互换与沟通，尤其是在当今社会中，信息化、智能化使媒介的作用不断突显，媒介已然成为人类生活中不可或缺的一部分。根据雷蒙·威廉斯的理解，"medium"源自拉丁文"medius"，意指中间，从 16 世纪末期开始，这个词在英语中广泛使用。从 17 世纪初期起，这个词具有了"中介机构"或"中介物"的意思。"medium"的复数形式"media"在 19 世纪中叶被广泛使用。由于广播、新闻出版在传播领域中发挥的作用日益突出，复数的媒介在 20 世纪中期与通信传播发生了密切联系。①"media"在国内通常被翻译为"媒介""媒体"和"传媒"，涵括多层意思，既可以指报纸、广播、电视、广告、电影、互联网等能够承载文字、声音、图像等符号的传播技术，也指报社、网站、电台等各种具体的媒介组织，同时也可以指媒介的体制等。"媒介"是中介的意思，指能够使本无关联的人或事物建立联系的人或事物。《现代汉语词典（第5版）》这样定义

---

① 雷蒙·威廉斯：《关键词：文化与社会的词汇》，刘建基译，北京：生活·读书·新知三联书店，2005 年版，第 299 页。

"传媒"：一是"传播媒介，特指报纸、广播电视、网络等各种新闻工具"；二是"疾病传染的媒介或途径"。①"媒介"侧重于媒介技术，如纸质媒介、电子媒介、数字媒介等；"媒体"强调传播实践活动的主体性，如自媒体、地方媒体、中央媒体等。

"媒介"可以指人类生活实践中所有能够让事物之间发生联系的中介，如语言、声音、表情、图像等所有可以传达信息的事物，万物皆可为媒介。在传播学的视域下，"媒介"可以定义为能够承载信息传播的工具。媒介技术的进步是人类社会物质文明与精神文明发展的结果。原始社会时期，人类凭借单一的肢体语言进行人与人之间的交流，随着人类语言的出现，人际沟通效率得到了提升。造纸术和印刷术的发明促进了文字媒介的诞生，为生产大批量的信息提供了条件。到了20世纪20年代，报纸、广播开始成为民众获取新闻资讯和娱乐信息的重要工具，尤其是广播，其对象广泛、传播速度快、功能多样、感染力强，很快赢得了大众的喜爱。电视是广播的延伸，以声音与图像的方式向大众传播资讯。随后，计算机、互联网、手机等数字媒介融合了此前的各种传播媒介技术，建构了一个新的大众媒介网络，最大限度地满足社会大众的信息需求。

约翰·费斯克定义媒介为"一种能使传播活动得以发生的中介性公共机构。广义上讲的说话、写作、姿势、表情、服饰、表演和舞蹈等，都可以被视为传播的媒介。每一种媒介都能通过一条信道或多种信道传送符码。这一术语的这种用法正在淡化。如今它越来越被定义为技术性媒介，特别是大众媒介"②。大众媒介指通过技术手段达到交流目的的媒介，包括书籍、报纸、广播、电视和网络等大众媒介。大众传播是通过大众媒介交流信息的过程，是沟通的主要形式。大众媒介传播信息具有速度快、范围广和影响大等特点。

---

① 中国社会科学院语言研究所词典编辑室：《现代汉语词典》（第5版），北京：商务印书馆，2005年版，第209页。

② 约翰·费斯克等：《关键概念：传播与文化研究词典》，李彬译注，北京：新华出版社，2004版，第161页。

（二）大众媒介话语

话语媒介是话语体系建设的重要方式，这是由媒介的功能决定的。"媒介即信息"，媒介的选择决定信息传播的范围、速度、强度。传统媒介（如纸质媒介、广播、电视）在信息传播的时效性、传播广度方面不如基于互联网的新媒介（如微信、微博、流媒体等）。媒介的变革不仅改变了传播的方式，也塑造了人们的生存环境。媒介的传播效果依赖媒介建构的环境，正如梅罗维兹（Joshua Meyrowitz）所言："电子媒介将许多不同类型的人带到相同的'地方'，于是许多从前不同的社会角色特点变得模糊了。由此可见电子媒介最根本的不是通过内容来影响我们，而是通过改变社会生活的'场景地理'来产生影响。"①

在中医药文化话语传播中，为了建构中医药文化话语体系，要通过不同的媒介向目标受传者传递中医药文化信息，多渠道、全方位地让受传者接触中医药文化，提高受传者的接受度。刘笑盈指出："国际话语权的实现有三个要素：作为话语权基础的国家硬实力，表达话语的工具、渠道和方式，以及独特并被广泛理解和接受的话语体系。"②

媒介话语指媒介呈现的话语，即不同媒介形式的符号文本使用的话语。媒介话语是人与世界形成信息交流的中介，可以说是媒介呈现的一切文本形式。媒介话语可以分为广义媒介话语和狭义媒介话语。广义媒介话语指大众媒介采用的媒介语言，例如报纸、书籍、广播、电视、网络的文字、声音、图像等形式。狭义的媒介话语主要指大众媒介运用的口头语言或书面语言。本书探讨的媒介话语除了上述两个层面的话语，还包括翻译媒介的话语。翻译是另一种媒介话语呈现，它是源语言转向目的语的中介，这是中医药文化对外话语体系建设的重要一环。

一个国家的国际话语权是主、客观共同建构的结果。通过生产媒介话语提升中医药文化的国际话语权可以从三个方面展开，一是从"本国"出发，二是从翻译出发，三是从"他国"出发。根据中医药文化话语体系传播媒介

---

① 约书亚·梅洛维茨：《消失的地域：电子媒介对社会行为的影响》，肖志军译，北京：清华大学出版社，2002年版，第6页。

② 刘笑盈：《再论一流媒体与中国的话语权时代》，《现代传播》，2010（02），第9页。

进行分类，本书涉及的媒介主要包括国内媒介、翻译媒介和国际媒介。首先，中医药文化话语权根植于国内的话语媒介，国内认知主体，包括政府、社会、民众，应该对中医药文化形成自己的认识、理解和评价。中医药文化的国际形象需要本国媒介的积极构建，目的是达成对中医药文化的认同和自信。其次，翻译媒介是中医药文化话语国内表述转向国际表述的中介，翻译的方法与技巧直接影响中医药文化话语在他国的接收、认知与理解。最后，海外媒介与国内的媒介在文化背景与价值理念方面存在较大差异，"他者媒介"视角的中医药文化话语表达是影响其国际话语权的重要因素。中医药文化媒介话语体系的建设不是单方面的对外话语体系建设，而是由国内媒介、翻译媒介和国际媒介共同作用的结果。这不仅要求中国主动地去建构中医药文化对外话语体系，争取他国民众的理解和认同，还强调通过国内媒介引导民众认知和认同中医药文化，以自身的中医药文化话语体系建设取信于国际社会。

第二章　中医药文化话语体系的历史考察

　　中医药文化是中国各族人民在长期与疾病斗争的生活实践中总结的经验，是一套完整的医学科学体系。如今我们很难追溯中医药文化的原始形态，只能通过现存的文献资料去研究中医药文化话语体系的形成过程。因此，本章主要从语言陈述的角度阐释中医药文化话语产生的背景、形成、发展以及话语的转变。

第一节　中医药文化话语产生的思想渊源

　　语言是一种社会现象，它既是文化的一部分，也是文化的反映。中医药文化话语受语言之外的社会要素的制约，它的产生与中国古代的历史文化密切相关。本节从生活话语和哲学话语两个维度探讨中医药文化话语产生的历史渊源。

一、中医药文化的生活话语基础

　　各个领域的话语系统都是经过删选和汇集的过程构成的，中医药学的话语起初也是散见于先秦时期的各种典籍之中。商周时期，有关中医药学的陈述已经存在于《诗经》《山海经》《礼记》《周礼》等典籍中。《诗经》是我国现存最早的一部诗歌总集，收录了自公元前 11 世纪至公元前 6 世纪的诗歌，共 311 首，其中 6 首为有题目无内容的笙诗。胡国献、黄冬梅指出："《诗经》中收录了百余种药用植物名称，并记载了某些品种的采集时间、性状、产地及服用季节等。"① 例如：药物的记载有"采采卷耳，不盈顷筐""采采芣苢，薄言采之""赠之以勺药""陟彼北山，言采其杞"等，卷耳即苍耳，芣苢即车前子，杞即枸杞子。这些药物名称频繁地出现在《诗经》中，说明它们已经进入先民的日常生活中。由于受到语言和文体风格的限制，这里药物名称的运用比较简单。

《山海经》是我国先秦时期的一部古籍，由《山经》和《海经》两部分组成，共有 18 卷。它记载了我国古代历史、神话、宗教、动物、植物、药物等知识，是研究上古社会的重要参考文献。该书成书时间大概在战国至秦汉之间，并非一人一时之作。

《山海经》虽然不是一部医学专著，但是其中记载了百余种药物，并详细说明了药物的名称、产地、形态、功效以及使用方法。书中提及的药物作用包括预防疾病和治疗疾病两个方面。预防疾病方面涉及防疫、防蛊、防夭、防皮肤病等；治疗疾病方面涉及疟、疥、痔、狂、风、蛊等各种疾病名词。药物使用方法采用内服和外用，内服法包括服用和食用两种，外用法则包括佩戴、涂抹、坐浴等。例如，《山海经·西山经》说："竹山，其上多乔木，其阴多铁。有草焉，其名曰黄藿，其状如樗，其叶如麻，白华而赤实，其名如赭，浴之已疥，又可以已胕。"②《山海经》是我国最早记载药物功效的典籍，书中记载的部分药物名称在《本草纲目》中得到沿用，这对后世中药学话语体系的发展有重要影响。

《周礼》又名《周官》，是儒家经典十三经之一，由西周时期的著名思想家周公旦所著，主要记载了先秦时期社会、政治、风俗等各种文化历史。《周礼·天官》载："凡疗疡，以五毒攻之，以五气养之，以五药疗之，以五味节之。凡药，以酸养骨，以辛养筋，以咸养脉，以苦养气，以甘养肉，以滑养窍。"③ 这说明先民在生活实践中已经对药物的气、性、味有了一定的认识。《周礼》的"医师"条记载有肿疡、溃疡、折疡、金疡、疟疾、疥、瘅疽等疾病的医学名词。

《礼记》又名《小戴礼记》，是中国古代一部重要的典章制度选集，共有

---

① 胡国献、黄冬梅：《诗经与中医》，武汉：湖北科学技术出版社，2016 年版，第 1 页。

② 《山海经》，袁珂校译，上海：上海古籍出版社，1985 年版，第 21 页。

③ 杨天宇：《周礼译注》，上海：上海古籍出版社，2004 年版，第 72 页。

20卷49篇，由汉人戴圣辑录而成，主要记载先秦时期治国理政的礼仪制度。书中关于医学的记载至今仍有价值，《礼记·曲礼》说"医不三世，不服其药"，说明了患病后应该寻求有经验的医生治疗，也强调了从事医学工作必须具有扎实的理论知识与丰富的实践经验。《礼记·礼运》说："饮食必时。"在养生保健方面，主张按时进食。虽然《礼记》中关于医疗和养生保健方面的陈述比较零散，但对中医药文化话语体系的建构仍有积极影响。

商周时期，虽然没有中医药学专著，但是已有与医药卫生相关的陈述。这些零散的中医药学话语成为中医药文化话语体系形成的基础。

二、中医药文化的哲学话语基础

（一）中医药文化的气哲学话语

气学说是关于宇宙生成与发展变化的一种古代哲学思想。它指出气是宇宙的本原，宇宙是一个各种事物相联系的有机体，宇宙万物的形成都是气运动的结果。"气"是中医药学理论话语体系的核心命题，探寻气哲学话语的渊源是理解中医药文化的前提。

气的本义与自然现象有关。《说文解字》说："气，云气也。象形。凡气之属皆从气。"[①] 气与云、雾、烟有相似特点，气的思想最初产生于人们在生活实践中观察到的自然现象。《说文解字》解释"云"："云，山川气也，从雨，云象云回转形，凡云之属皆从云。"云属于气范畴，生于山间河流。《说文解字》解释"雾"："地气发，天不应。"雾由大地之气生发，同属于气范畴。《说文解字》解释"烟"："火气也。"烟即火气，仍然归属于气范畴。

关于气哲学话语的生成，必须从意识、意向性、事物和对象的意义活动要素展开讨论。任何事物只要被感知，受到人的观照，即进入人的意识，与人形成关联，这是意义表达的第一步。康德认为感性就是感性直观，通过感官和时空形式认识被给予的对象，对于自在之物，由于没有意识的实践，意义无法形成。中国古人在日常生活中反复实践，感知到气的物质性存在，在意识的作用下发出意向性，对气的不同观相形成不同的认知，意向性则决定

---

① 许慎：《说文解字》，徐铉校定，北京：中华书局，2013年版，第8页。

了物质之气与意义的何种观相关联。气的形式直观是意识与事物建立契约关系的基础，没有这种获义的意向性追求，就失去了"气"符号的生成动力。

当气被感知时，进入人的意识的是关于气的不同片段，例如，云气是流动不居的，气能为人体所知觉（热气上升、冷气下降等）。为了取得气的形式直观，意识必须搁置气的形式感知之外的观相，不相关的观相存而不论，于是气的流动观相就成了符号的主要品质。金文 气 从视觉感知上体现气的流动性特点，符号与对象具有像似关系。《说文解字》中气为象形字，小篆字形为 气 。皮尔斯根据符号与对象之间的关系将符号分成三类：像似符号、指示符号和规约符号。① 由此可以肯定"气"符号就是像似符号，像似符号简单直接，易于被感知，具有再现透明性。象形与象声都是摹刻自然，金文和小篆的气可以体现气流动的品格。"气"符号具有时间和空间特性，不仅能够在空间形成气的世界，而且可以通过时间延续展示外在事物。

"气"符号的像似性体现了直觉性思维，是中国哲学思维的基本形式。符号"气"指称的是气的物质性存在，符号的生成源于气物质的被感知，体现出中国古代的朴素唯物论。肖锋指出，符号操作活动通常在符号世界和关于对象的表象世界相交织所构成的"符号－表象"世界中进行，因而符号常常在操作活动中"消失"，"画面"则经常浮现出来，这也正是初步的抽象不能有效地摆脱形象的纠缠和限制的表现。② 符号的意义与形式关联携带像似性，无法将意象从符号中抽离。"气"不是纯粹抽象的符号，与西方哲学的单一概念符号有着根本的区别。西方哲学认为形式与意义分离是哲学思维的表现，否则无法实现逻辑的明确性和系统性。这种观点自有合理因素，但不无片面性，值得深入思考和仔细研究。

西方哲学中，概念是高度抽象的思维符号，思维活动依赖概念运作，其内涵与外延十分明确，保证了符号的逻辑性和明确性。这种思维有助于经验上升为理论，使科学知识不再局限于经验思维，而"气"符号的像似性却始终存在于人的思维活动，这种思维活动是"经验"的，而非纯理论的。经验

---

① C. S. 皮尔斯：《皮尔斯：论符号》，赵星植译，成都：四川大学出版社，2014 年版，第 51 页。

② 肖峰：《从哲学看符号》，北京：中国人民大学出版社，1989 年版，第 177 页。

思维是人们通过日常生活实践中积累的知识进行思维操作，运用生活的直接感受和体验以及社会习俗惯例进行的思维活动。"气"符号是经验思维的体现，表示主客关系未分。《说文解字注》："气，云气也。象形，象云起之见。"①"象云起之见"是主体对客体的直接体验，主观自我凭借像似性更易于认知外在世界，"气"符号的形成是经验思维的结果。

像似符号"气"带有明显的意象思维，无法用概念明确地规定意象，全靠直观感悟来追寻意义。意象之象通常借助类比、隐喻、象征以及具体符号语境等方式引申意义，是一种内隐的辩证逻辑。严密的逻辑规范对近代自然科学发展的影响是深远的，而意象思维逻辑性不明确，逻辑论证欠缺。中国古代的科技发明通常基于经验层面而非高度抽象的概念层面，"气"符号的意象融合局限性是毋庸置疑的。但是，这种缺陷也是"气"意象符号的价值所在。"气"的能指与所指之间的理据性关系避免了机械和僵化的思维操作，促进了主客体的融通与思维的创造性。中国哲学的阴阳、五行符号与"气"符号具有相同的思维特点，代表了中国思维符号的象。

"气"符号最初指向气物质，属于中国先秦时期名与实的范畴。名实之辩主要围绕名是否源于感性经验和客观实在，概念是否具有客观必然性这类问题。"气"之名与实是相符的，"气"最初就是指物质。符号的功能在于将注意力引向认知对象，其意义超出认知对象。符号是意义的载体，人凭借符号认知世界，通过形式向符号意义过渡。一开始"气"的所指是物质，因实践的要求，人需要扩大认知对象范围，意义开始延伸到气的功能。"气"的意义随重复而增加、累积，个人和社群的经验就是在意义的重复实践中形成的。赵毅衡认为，重复是意义的符号存在方式，变异也必须靠重复才能辨认，重复与以它为基础产生的变异使意义能延续与拓展，成为意义的基本构成方式。② 符号的生命在于重复，意义在重复中得以延续，意义的延伸离不开重复的品质。"气"符号的意义在重复中获得了生命力，于是就有了"气"在其他文本中的频繁出现，突出特点是意义在不断扩大，各种相关之"气"成为人们认识自然世界的重要载体。

---

① 段玉裁：《说文解字注》，北京：中华书局，2013年版，第20页。
② 赵毅衡：《哲学符号学：意义世界的形成》，成都：四川大学出版社，2017年版，第151页。

甲骨文、金文以及《尚书》《诗经》中并未出现名词性的气字，如"空气、气流"等，只有用作副词和动词的"乞求，至"的意思。李存山就认为："甲骨文、金文和现存《尚书》《诗经》没有给我们留下名词气字的直接材料。"[1] 尽管我们在《尚书》《诗经》中无法找到名词性气字，但是通过对《左传》《国语》的考察，可以发现作为明确的哲学范畴的气思想已经产生。

根据《国语·周语上》记载，"土气震发""阳气俱蒸"，虢文公谏言周宣王，用阴阳之气阐释其与农事的联系。另有记载伯阳父云："阳伏而不能出，阴迫而不能蒸，于是有地震"，朴素地解释了气的运动变化与地震等自然现象的因果关系。又引用伯阳父对幽王的话："夫天地之气，不失其序；若过其序，民乱之也"，表达了天地之气的变化是民事失序的原因。

《左传·昭公元年》载医和之言："天有六气，降生五味，发为五色，征为五声，淫生六疾。六气曰阴、阳、风、雨、晦、明也。分为四时，序为五节，过则为灾。"[2] 此处谈及了气的物质性、运动性以及多样性，阴阳等六气与四时、五行相匹配，蕴含着时空的统一性。

战国时期，关于气的理论认识逐步深化。《管子》最先提出气宇宙观，认为气是万物之本原，自然界一切事物生于天地之气。

以上经典文本均暗含了"气是宇宙根本"的意义。符号的无限衍义具有空间性和时间性。语言符号"气"的意义从生成到不同时期的文本展示，在历史中获得链接式延展，实现了意义的积累。祝东指出，语言是最大的符号系统，自然是最广阔的客体对象。[3] 语言符号"气"源于人类在日常生活中对自然世界的感知，为了表达意义，气的语言符号提升了人类交际功能。"气"符号的出现是人类思维的巨大进步，是在人的知觉意象基础上形成的带有社会性和一般性特点的意象，具有范畴化的特征。

（二）中医药文化的阴阳哲学话语

阴阳的本义跟太阳的向背有密切关系。《说文解字》曰："阴，暗也。水

---

[1]　李存山：《中国气论探源与发微》，北京：中国社会科学出版社，1990年版，第22页。

[2]　《左传》，郭丹、程小青等译注，北京：中华书局，2016年版，第1575页。

[3]　祝东：《道家语言观的理性精神：道家与马克思主义文化符号思想的比较》，《符号与传媒》，2018（17），第94页。

之南、山之北也。""阳,高明也。"① 面向阳光则为阳,背向阳光则为阴,山南水北为阳,山北水南为阴,这里的阴阳尚不具备哲学的意义。

阴阳的哲学观念是在《易传》中形成的。《说卦》云:"是以立天之道,曰阴与阳。"这里的阴阳不再是本义,已经上升为哲学话语。《周易·系辞上》说:"一阴一阳之谓道。"意思是一阴一阳的对立和统一叫作道。古代哲学思想中气被认为是宇宙万物的本原,是宇宙中不断运动而且无形的细微物质。为了陈述宇宙运动变化规律,先民以阴阳作为构成万物的二元素,对宇宙产生过程及万物在此过程中成为统一的有机体进行说明。阴阳是中国古代哲学的一对范畴,是对自然界相互联系的某些事物或现象对立属性的概括。②

阴阳哲学话语内容包括事物的阴阳属性和阴阳辩证关系两个方面。事物的阴阳属性和阴阳辩证关系可以从阴阳的对立统一关系、阴阳的互根互用关系、阴阳的交感互藏关系和阴阳的消长平衡关系等方面进行说明。

首先,阴阳是指对立统一的两种事物,或者同一事物对立统一的两面符号。自然界的一切均存在相互对立的阴阳两个方面,如天与地、动与静、升与降、明与暗、寒与热等,双方又相互统一,构成整体。阴阳的对立主要表现为阴与阳的相互排斥、相互制约,维持阴阳之间的动态平衡,因而促进事物的产生、发展与变化。如一年四季春温、夏热、秋凉、冬寒的变化,这是阴阳相互制约的结果。

其次,阴阳互根互用指一切事物中相互对立的两个方面相辅相成,互为根本。阴以阳为根本而存在,阳以阴为根本而存在。如左为阳,右为阴,没有左就无所谓右,没有右就无所谓左,阴阳的相互依赖关系即为"互根"。

再者,阴阳交感指阴阳两方面在运动中相互作用,是宇宙万物赖以生成和变化的动力。男女构精,生命个体产生,生生不息。阴阳互藏,指一方包含另一方,即阴中有阳,阳中有阴。

最后,阴阳消长指阴阳双方关系不是一直等量不变的,而是处于不断增长与消减的动态变化之中。

---

① 许慎:《说文解字》,徐铉校定,北京:中华书局,2013年版,第306页。
② 孙广仁:《中医基础理论》,北京:中国中医药出版社,2002年版,第34页。

第二节　中医药文化话语体系的形成

　　从话语的角度来看，中医药文化话语体系的初步形成是以《黄帝内经》的问世为节点的。《黄帝内经》是中国现存最早的一部医学经典著作，是中医学理论话语体系的渊源。该书包括《素问》《灵枢》两个部分，各由 81 篇文章组成。《黄帝内经》不是一人一时之作，而是由春秋至战国时期的医学论文汇编而成。《黄帝内经》以黄帝与臣子岐伯、鬼臾区、少师等问答的形式解释中医学理论，内容涉及中国古代哲学、天文、地理、气象、音律、心理等多个学科的知识，约有 20 万字。根据著名中医学家王洪图的考证，《黄帝内经》的成书时间在"公元前 99 年到公元前 26 年这段时间"[①]。《黄帝内经》的内容主要包括藏象学说、经络学说、四诊学说、病因病机学说和养生学说。中国古代哲学的气、阴阳、五行是《黄帝内经》阐释人体生命活动规律的主要话语体系，也可以说是中医学理论话语的核心内容。

一、中医学理论气话语的形成

　　气为何能与身体建立联系并渗透到医学之中？《孟子·公孙丑上》说："夫志，气之帅也；气，体之充也。"[②] 人的意志是感情意气的统帅，感情意气是充满体内的力量。孟子用"气"来描述意气与心志相互影响，体现了气的身体哲学。《管子·枢言》说："有气则生，无气则死，生者以其气。"[③] 气是人的生命之本，决定人的生死。这里通过"气"来表述生命的本质，突显气之于生命活动的重要意义。符号是意义的载体，先民对身体的理解和解释必须依靠符号进行，而"气是万物之本"是解释规范元语言，这种气宇宙观影响了先民的身体观，气与身体产生关联。祝东指出："人类社会活动其

---

　　① 王洪图：《王洪图内经讲稿》，北京：人民卫生出版社，2008 年版，第 12 页。

　　② 《孟子》，万丽华、蓝旭译注，北京：中华书局，2006 年版，第 57 页。

　　③ 《管子》，李山译注，北京：中华书局，2009 年版，第 85 页。

实是一个不断制造意义，规范意义，而又受意义规范的过程。"① 身体之气的意义生成是"一元论"衍义的结果，这是先民对于气认知的深化与发展，在这个过程中，"气"的意义不断得到延伸和更新。

关于气的流动性特征，《庄子·知北游》说："人之生，气之聚也；聚则为生，散则为死。……故曰：'通天下一气耳'。"② 人的出生，是气的聚积，聚积便成生命，消散便是死亡，气是整个宇宙的主宰。庄子不仅强调了气是人体生命的本原，还指出了气的变动不居是生命活动的本质。虽然通过运作"气"符号可以呈现气对于身体的理解和阐释，但是"气"符号仍然是一个模糊的概念。意识构造"气"符号意义世界能力，是先民意义活动的关键。《黄帝内经》是气论思想在医学领域中的具体实践，用气的双重分节表征人体的生理、病理、诊断、治疗和摄生规律变化，建构起了以气为根本的医学符号的意义域，使原本模糊的人体认知通过符号再现，在中国哲学气范畴的发展史上具有里程碑的意义。《黄帝内经》的气分为自然之气、生理之气、病理之气等，"气"意义域的形成以气的分节为前提，在意识的意向性压力下向不同的方向衍义，形成以气为核心的医学符号网络。

（一）自然之气

人生活于自然环境中，人体的发展变化必然受到自然界的影响。正是基于这种人与自然的关系，《黄帝内经》认为气乃宇宙之气，涵括天地之气、阴阳五行之气、四时之气等。气分为天气、地气、人气，气的内涵与外延逐渐确定，并且宏观地阐释了天地变化的自然规律以及对人产生的作用。人类通过"气"符号的媒介作用认知自然，并通过符号分类传达人化的自然世界。

《阴阳应象大论》说："故清阳为天，浊阴为地。地气上为云，天气下为雨，雨出地气，云出天气。"③ 清阳之气化作天，浊阴之气化为地。地气上升形成云，天气下降形成雨。雨形成的直接原因是天气的下降，但实际上天

---

① 祝东：《仪俗、政治与伦理：儒家伦理符号思想的发展及反思》，《符号与传媒》，2014（09），第80页。
② 陈鼓应：《庄子今注今译》，北京：中华书局，2016年版，第565页。
③ 《黄帝内经素问》，北京：人民卫生出版社，2015年版，第40页。

气由地气所化生；云形成的直接原因是地气上升，但根源是天气的下降。这里通过符号的双重分节，能指切分所指，用天气与地气阐释宇宙之气的运动变化以及云雨等自然现象的成因，使得原本一团模糊的关于气的认知变得越来越清晰。这也证明了人类的思维逐渐走向逻辑化。

《四时刺逆从论》说："春气在经脉，夏气在孙络，长夏气在肌肉，秋气在皮肤，冬气在骨髓中。春者，天气始开，地气始泄，冻解冰释，水行经通，故人气在脉。"① 意思是春气、夏气、长夏气、秋气和冬气处于人体的不同部位，气根据季节划分，强调自然之气对人体经络的影响，因此成为针灸治疗的理论基础。

自然之气根据时间与气的功能进行划分，旨在突显人体健康受外部气候的影响，一年中不同时间气候对人体的作用不同。这里运用"气"的时间特性模塑了人体生命的自然观，也体现了顺应自然规律的养生思想。

（二）生理之气

人体生理之气由先天之精与水谷食物之精化生之气以及吸入的自然之气，通过人体脏腑的生理作用而成，充塞于人体。为了解释气的生理功能，根据气所处部位，气分为真气、宗气、营气和卫气，这使人体气的来源、分布部位及功能表述不再模糊，更具条理化。

《刺节真邪》说："真气者，所受于天，与谷气并而充身也。"② 真气是人体最根本的气，人的生命依赖真气而存在，真气属于先天之气范畴，是人体气结构的最高层次。

《邪客》说："故宗气积于胸中，出于喉咙，以贯心脉，而行呼吸焉。"③ 宗气的主要功能是维持人体心跳、脉搏与呼吸，人的生命依赖宗气的推动。

《营卫生会》说："此所受气者，泌糟粕，蒸津液，化其精微，上注于肺脉，乃化而为血，以奉生身，莫贵于此，故独得行于经隧，命曰营气。"④ 营气经由血脉进入人体的各个生理组织，是人体生理活动的前提，突显了营

---

① 《黄帝内经素问》，北京：人民卫生出版社，2015年版，第480页。
② 《黄帝内经灵枢》，北京：人民卫生出版社，2015年版，第457页。
③ 《黄帝内经灵枢》，北京：人民卫生出版社，2015年版，第414页。
④ 《黄帝内经灵枢》，北京：人民卫生出版社，2015年版，第175页。

气对于人体的关键作用。

《痹论》说:"卫者,水谷之悍气也。其气慓疾滑利,不能入于脉也。故循皮肤之中,分肉之间,熏于肓膜,散于胸腹。"① 卫气生于水谷之精微物质,活动于脉外,主要分布于人体的皮肤肌肉和脏腑胸腹中。这里阐释了卫气的形成与分布位置。

对于人体生理的活动,气发挥主导作用。而真气统摄宗气、营气和卫气,建构了气的生理学意义。

(三)病理之气

病理之气分正气、邪气、水气、寒气、暑气等。《黄帝内经》不仅认为气是人体形成之本原,还用气解释病理现象。两千多年前,受历史与社会环境的制约,人们无法利用现代的科学设备从细菌病毒的角度去分析解释致病因素。中国古代医家用"邪气"概括性地表征所有致病因素,用"正气"指称人抵御疾病的能力,正气无法抵御邪气则生病。

《刺节真邪》说:"正气者,正风也,从一方来,邪气者,虚风之贼伤人也。"② 气分正气和邪气,正气用于表述人体的健康之气,邪气指造成人体伤害之气,旨在描述发病机理。阴阳思想贯穿整部《黄帝内经》,正邪之气的分类是阴阳二元对立思维推演的结果。

《阴阳应象大论》说:"冬伤于寒,春必温病;春伤于风,夏生飧泄;夏伤于暑,秋必痎疟;秋伤于湿,冬生咳嗽。"③ 冬天感受寒气过多,春天容易发生热病;春天感受风气过多,夏天容易引发飧泄;夏天感受暑气过多,秋天容易出现疟疾;秋天感受湿气过多,冬天容易引发咳嗽。天气在双重分节的作用下,指导人类认识自然环境的气候变化对人体机能产生的重要影响。

人体由天地之气而生,人生病也源于自然之气的变化。仅用自然之气表达病因,所呈现的意义仍然模糊,能指分割所指,正气、邪气、寒气模塑人们对于病理学的认知,成为中医学诊断活动的关键。

---

① 《黄帝内经素问》,北京:人民卫生出版社,2015 年版,第 332 页。
② 《黄帝内经灵枢》,北京:人民卫生出版社,2015 年版,第 458 页。
③ 《黄帝内经素问》,北京:人民卫生出版社,2015 年版,第 44 页。

生命是气凝聚的产物。《黄帝内经》将气分为自然之气（风气、寒气、湿气、燥气、火气等）、人体生理之气（真气、宗气、营气、卫气等）、病理之气（正气、邪气、水气等）。这种双重分节的动力何在？"气"符号不能单独表意，任何单独的符号都需要语境的帮助才能阐释意义。人栖居于意义的世界，任何社群中的人都无法脱离符号系统。[①] 单独的"气"无法表征人体的生理、病理、病因、病机等规律变化，解释者更不可能从中解读出"气"对于人体的医学意义。"气"的符号操作再现了气对于人体生命活动的重要性。

区隔是意义活动得以展开的前提。[②]《黄帝内经》中"气"的医学意义是区隔的结果。意识对人体生命的诸多观相进行区隔，建构起人体生命规律的气意义域。区隔是在意向性的压力下分割出意识予以观照的部分，是意义生成的基本操作方式。意识将气区隔范畴化，人身之气获得一种秩序感，由此形成《黄帝内经》中"气"的符号文本组合。

气物质在意识的意向性压力下形成"气"符号，单个符号无法表达意义。区隔是意义活动的前提，符号通过能指分节分割所指，形成人体生命活动机制的"气"医学意义域。通过对《黄帝内经》中"气"的符号学分析，我们发现中医的诸多特点。

第一，中医的唯物主义观。"气"符号的出现源于人的意识在意向性压力下对气的感知，表明气是物质性的存在，为了表意的需要，气的意义进行延伸，指称物质的气逐渐转向功能之气。中医之气既指物质，也指功能，体现了中医的朴素唯物论。中医之气不同于西医之气，西医的气只指气的物质，指涉内容远没有中医之气广泛。

第二，中医的直觉性思维。直觉性思维是指以人的感官对于事物形象进行直接感知的思维活动。气符号的形成是人对于云、雾的感知觉的结果。《黄帝内经》中运用自然之气阐释人体的生理与病理，是人对自然之气的变化经过主观体验形成的具象认知。药食之气的温、热、寒、凉和酸、苦、甜、辛、咸的四性五味及功能认知均是在人品尝、辨识寒热进行的直接感知

[①] 苏智：《符码特征与〈周易〉取象的意义建构》，《符号与传媒》，2018（17），第116页。

[②] 赵毅衡：《哲学符号学：意义世界的形成》，成都：四川大学出版社，2017年版，第111页。

觉活动中发展而成的。同样的思维在中医学的基础理论中并不少见，《阴阳应象大论》题目中就提及人的主观体验，这种直觉性思维成为中医学的主要思维方式。

第三，中医的整体论思想。《黄帝内经》中宇宙之气、人体之气、生理之气、病理之气，均通过原初"气"符号的双重分节建构气的医学符号域，阐释自然之气对人体产生的影响，充分说明了人与自然环境是一个有机整体，体现了"天人合一"的整体观。人体的生理之气的分割再现了人体内部是一个有机联系的整体，无不体现中医的整体观念。

第四，中医的辩证逻辑。人的意识感知气的存在，像似符号气的生成，《黄帝内经》中气的区隔和分节，对不同气的形成、分布位置以及生理功能的分析，表明了察类、求故、明理的辩证逻辑思维在中医理论形成中的作用。这里的辩证逻辑具体指真气（先天之气）、宗气（后天之气）、营气（脉内之气）、卫气（脉外之气），相辅相成，对立统一。中医并不完全是经验思维、象思维，我们对其辩证逻辑应予以重视。

气是万物之本，这是先民对自然世界的原初认识。先民运用"气"符号从天人同构和天人同质的视域阐释人体结构、病理和养生思想，形成一种特殊的认知结构，表现出对身体世界的特定理解。人体健康与自然密切关联，"气"符号既指自然之气，也指人体之气，实现了自我与周围世界同一。在中医学中，人源于自然，是自然之中的存在。"在世界之中存在，实质上说的是人源自世界，居寓世界之中，依赖于世界，融入世界之中。"① 西方哲学将自然之气当作一个外在于主体自我的独立对象加以认识，以笛卡尔为代表的身心二元论主张身体与心灵是独立的实体，身体是一个广延性的实体，心灵是一个不占据空间的实体，身体与心灵相互平行，这种将自然看作客体进行观察的分析思维区别于中医哲学的整体思维。

上述通过《黄帝内经》中"气"的话语符号分析，阐释了"气"话语的生成过程与无限衍义，以及它在《黄帝内经》中医学意义域的形成机制。气由最初所指气的物质逐渐指向气的功能；"气"符号既指自然之气，也指人

---

① 海德格尔：《存在与时间》，陈嘉映、王节庆译，北京：生活·读书·新知三联书店，1987年版，第65页。

体之气；同一能指指向不同的所指，并在"气"符号的中介作用下，强调了人体与自然环境、体内各器官之间的有机统一，明确了"天人合一"思想的成因。"气"符号研究为当今社会认知"气"对于人体健康的重要价值提供了指导，也证明了中医理论的身心一元思维。

二、中医学理论阴阳话语的形成

阴阳哲学话语进入医学领域，与中医学的理论和实践融为一体，旨在解释人体与自然的密切关系、人体的生理病理，并指导临床实践。《黄帝内经》就是运用阴阳学说来陈述医学中的众多问题，阴阳学说成为中医药学的重要思维方法之一。

《黄帝内经》认为一切事物都是阴阳相互作用的结果，是万事万物的根本规律。《阴阳应象大论》说："阴阳者，天地之道，万物之纲纪，变化之父母，生杀之本始。"[1] 阴阳是天地循环变化的规律，是万事万物变化的源头。《四气调神大论》又说："夫四时阴阳者，万物之根本也。"[2] 阳主热，主燥，运动，上升，飘扬空中形成天；阴主寒，主湿，沉静，下降，凝聚成有形的地。四季更迭，天地阴阳交感产生多样的世界。文本发出者用阴阳符号创造对象，阐述气的运动变化是万物形成的根基。正如金·瓦格（Kim Wager）指出："阴阳理论是一种模型，可以帮助我们理解周遭世界。阴与阳不是物质，本不存在。阴阳只是用于意义的表达并以词汇的形式存在而已。"[3] 在古代，受历史文化条件的限制，气的概念是通过古人的观察与体悟而得出的，人对气的认识无法达到当前精微的水平，故为了表述气之规律变化而用阴阳来描绘整个宇宙世界。符号创造对象，任何解释意义的产生都是以符号的出现为前提的。例如："龙"是创造对象，对象需要根据解释建构。思维世界产生的符号有一部分是符号创造对象：思维造出符号及意义。诸葛达维

---

[1] 《黄帝内经素问》，北京：人民卫生出版社，2015 年版，第 39 页。

[2] 《黄帝内经素问》，北京：人民卫生出版社，2015 年版，第 17 页。

[3] Kim Wager，*Sue cox Auricular Acupuncture and Addiction：Mechanisms*，*Methodology and Practice*．London：Churchill Livingstone，2009，p.173.

指出，符号化就是对感知进行意义解释，是人对付经验的基本方式。① 有了阴阳的双重分节，关于人体生命世界的活动变化规律得以阐述。因此，"是夫阴阳者，有名而无形"②。阴阳是能指分节（不同的名）带出所指（不同的气的作用），由此建构身体阴阳话语的前提。

（一）阴阳话语的衍义

二次双重分节是指在原有分节的基础上切分所指。例如：教师分成助教、讲师、副教授和教授，教授又再分为一级、二级、三级、四级教授。能指切分所指，阴阳符号分割宇宙之无形的元气。为了表意的需求，《黄帝内经》的文本发送者进行了阴阳符号的二次双重分节，即根据所属部位和功能特点再分为相互对立的阴阳两部分，故《黄帝内经素问》说："人生有形，不离阴阳。"③

经络系统分阴阳，其中十二正经中有手足三阴三阳经。如《天元记》云："阴阳之气，各有多少，故曰三阴三阳也。"④ 属脏而行于肢体内侧的为阴经，一阴化三阴，把阴分为太阴、少阴、厥阴；属腑而行于肢体外侧的为阳经，一阳化三阳，把阳分为太阳、少阳、阳明。三阴三阳是根据每一方面数量的多少进行形式的切分，所含阴阳之成分依次递减。表意目的有二：一则表述阴阳转化有一个变化的过程；二则表述阴极阳生、阳极阴生的道理。《阴阳离合论》说"三阳之离合也：太阳为开，阳明为阖，少阳为枢……三阴之离合也：太阴为开，厥阴为阖，少阴为枢"⑤，通过三阴三阳的分节描述了它们的定义及功能联系，建构了三阴三阳的开、阖、枢的中医经络理论表述。三阴三阳理论进行数量上和等级上的划分，反映了阴阳消长、相互转化的辩证思想。

再如《金匮真言论》说："阴中有阴，阳中有阳。平旦至日中，天之阳，阳中之阳也；日中至黄昏，天之阳，阳中之阴也；合夜至鸡鸣，天之阴，阴

---

① 诸葛达维：《传播符号学跨学科研究的新视角：认知神经科学方法》，《符号与传媒》，2017(14)，第68页。
② 《黄帝内经灵枢》，北京：人民卫生出版社，2015年版，第275页。
③ 《黄帝内经素问》，北京：人民卫生出版社，2015年版，第208页。
④ 《黄帝内经素问》，北京：人民卫生出版社，2015年版，第495页。
⑤ 《黄帝内经素问》，北京：人民卫生出版社，2015年版，第61-63页。

中之阴也；鸡鸣至平旦，天之阴，阴中之阳也。"①白天为阳，黑夜为阴。白天以日中为界，日出到中午，阳光逐渐增多，则为阳中之阳；午后到黄昏日光衰减，虽属白天，谓阳，可为阳中之阴。天是一个时间层面的连续体，叙述者为了表述一天之中阴阳消长的变化规律，对其进行切割分节，能指分节清晰，相互不重叠，拼合起来覆盖"天"的时间全域，表意才会明晰。

（二）脏腑的阴阳话语与五行话语

不同分节系统，使同一系统分节成不同元素，意义指向发生改变。人体的心、肝、脾、肺、肾阴阳符号分节表述人体五脏包含着阴阳对立统一。五行符号分节则用来表述五脏的生理功能及其生克制化。

《金匮真言论》曰："故背为阳，阳中之阳，心也；背为阳，阳中之阴，肺也；腹为阴，阴中之阴，肾也；腹为阴，阴中之阳，肝也；腹为阴，阴中之至阴，脾也。"②

《灵枢经》认为心为阳藏，上焦为阳，处于三焦之上焦，则以阳居阳，所以称其为阳中之阳；肺为阴藏，处于上焦，则以阴居阳，所以称其为阳中之阴；肾为阴藏，下焦为阴，位于下焦，以阴居阴，所以称其阴中之阴；肝为阳藏，位于中焦，中焦为阴，所以肝为阴中之阳；脾为阴藏，处于中焦，中焦为阴，以太阴居阴，所以称其阴中之至阴。意向性是意义活动的动力，符号发送者采取了阴阳复分阴阳的分节方法，实现了根据四季疾病所处阴阳位置而施行针石治疗的意义传达。

五行符号分节用于构建天人一体的五脏系统。五行是指木、火、土、金、水五种物质及其运动变化，最初是指宇宙中的五种基本物质。从方法论的角度思考，五行已经不再局限于物质的存在，而作为符号阐释宇宙的变化规律。

《阴阳应象大论》曰："东方生风，风生木，木生酸，酸生肝，肝生筋，筋生心，肝主目。"③阳气升腾形成春风；春风化雨，木得以生长；酸味与木同类，对应人体的肝脏；肝与人体的筋相互联系。根据五行生克关系，木

① 《黄帝内经素问》，北京：人民卫生出版社，2015年版，第31页。
② 《黄帝内经素问》，北京：人民卫生出版社，2015年版，第32—33页。
③ 《黄帝内经素问》，北京：人民卫生出版社，2015年版，第45页。

生火，肝的健康直接影响人的心脏功能和视力水平。

《金匮真言论》曰："东方青色，入通于肝，开窍于目，藏精于肝，其病发惊骇，其味酸，其类本草……是以知病在筋也。"[①] 这里以方位配五行：日出于东方，与木的生发特征类似，故东方生木，与色之青色类同，与自然的五气之风相似，入通于肝藏，以养肝藏之精。肝之精气，开窍于目而通天气，疾病如春之阳气震发而摇动。符号发送者这样把自然界的东方、春季、青色、风气等归类为五行中的木，与人体的肝、目、筋联系，建立了人体内外的肝木系统。没有五行符号的出现，则难以说明"天人相应"的中医理念，无法将千姿百态的生命世界联系起来形成独特的医学文化话语。

(三) 中医学理论的阴阳系统话语

中医的符号双重分节理论对中医学的发展产生了至关重要的影响，也是中医理论区别于西医理论的关键因素。中医学理论体系中的阴阳学说是宏观观察与体悟的结果。古人对人体结构、生理功能以及病理变化方面进行直观观察、推测和体悟，同时也对人的生活世界，如天文、地理、气象以及社会变动等情况进行观察、思考，并将分析结果与人体生命变化规律结合，运用阴阳符号分节表达人体生命世界的医学意义。

符号的双重分节目的是给模糊星云的对象以秩序和意义。根据皮尔斯的无限衍义理论，任何解释项都可以成为一个新的符号，新的符号又产生新的意义，绵延无穷。符号的发出者根据自己的意图意义，试图设置语境，努力让符号接收者的解释落在发出者的理想暂止点上，称为"意图定点"。《黄帝内经》的符号发送者究竟要将意义引向何处？阴阳同归于太极，太极是阴阳未分之前的混沌状态。《黄帝内经》有了阴阳这两个基本的观念符号，才具备表达人体生命世界多样性的可能，也才能表达人体阴阳之间的各种辩证关系。

1. 阴阳的对立统一关系

人体处于健康的生理状态下，人体的阴阳对立两方面也是在相互制约与排斥的状态中达成动态平衡。《阴阳应象大论》云："故积阳为天，积阴为

---

① 《黄帝内经素问》，北京：人民卫生出版社，2015 年版，第 33 页。

地。阴静阳燥，阳生阴长，阳杀阴藏。阳化气，阴成形。"① 阴阳体象大小不同，积阳至大而为天，积阴至厚而为地；独阳不生，独阴不成。这里说明了阴阳相反相成、对立统一的关系。

2. 阴阳的互根互用关系

阴阳互用，指阴阳双方能够相互促进和发展的关系。《阴阳应象大论》说："阴在内，阳之守也；阳在外，阴之使也。"② 指出阳以阴为基，阴以阳为偶。阴性静，故为阳之守；阳性动，故为阴之使。守者守于中，使者运于外。阴阳互用，不可分离。如张介宾注《四气调神大论》说："夫阴根于阳，阳根于阴，阴以阳生，阳以阴长。"③

如果人体的阴阳互根互用关系失调，则会导致"孤阴不生，独阳不长"，甚至"阴阳离决，精气乃绝"而亡。④

3. 阴阳的交感互藏关系

阴阳互藏，指一方包含另一方，即阴中有阳，阳中有阴。如《天元纪大论》说："天有阴阳，地亦有阴阳。故阳中有阴，阴中有阳。"⑤ 天地动静相互影响，阴阳交错，运气的变化就产生了。再如"动静相召，上下相临，阴阳相错，而变由生也"⑥，"地气上为云，天气下为雨。雨出地气，云出天气"⑦，说明了阴阳互藏是阴阳交感相错的内在动力。这里将阴阳交感互藏设定为意义的理想暂止点，目的是为中医的诊断阴阳观埋下伏笔。

4. 阴阳的消长平衡关系

阴阳消长，指阴阳双方不是一直处于等量不变的，而是处于不断增长与消减的动态变化之中。如《脉要精微论》云："是故冬至四十五日，阳气微上，阴气微下；夏至四十五日，阴气微上，阳气微下。"⑧ 这里冬至四十五

---

① 《黄帝内经素问》，北京：人民卫生出版社，2015 年版，第 40 页。
② 《黄帝内经素问》，北京：人民卫生出版社，2015 年版，第 51 页。
③ 张介宾：《类经》，北京：中医古籍出版社，2016 年版，第 10 页。
④ 《黄帝内经素问》，北京：人民卫生出版社，2015 年版，第 27 页。
⑤ 《黄帝内经素问》，北京：人民卫生出版社，2015 年版，第 497－498 页。
⑥ 《黄帝内经素问》，北京：人民卫生出版社，2015 年版，第 498 页。
⑦ 《黄帝内经素问》，北京：人民卫生出版社，2015 年版，第 40 页。
⑧ 《黄帝内经素问》，北京：人民卫生出版社，2015 年版，第 130 页。

日是指从冬至到立春，冬至阳气萌发，阴气开始下降，直到夏至阳气至极，阴气潜藏。夏至四十五日是指从夏至到立秋，夏至阴气萌发，阳气开始下降，直到冬至阴气至盛，阳气伏藏。阴阳符号的分节方法将天文历法与人体生理的变化结合在一起，阐述中医理论中"天人合一"的思想，否则无法表述人体应四时而变化，春夏养阳、秋冬养阴的中医学理念。

阴阳平衡是在一定阈值范围内的动态平衡，阴阳双方的比例随自然界气候的变化而变化。故《调经论》云："阴阳匀平，以充其形。九候若一，命曰平人。"① 这里意思是说阴阳相和，称气匀平，血气相通，充其形体，三部九候之脉上下若一，是为平人。符号发送者设置了阴阳平衡的意图定点，提出了人体"阴阳贵和"思想，为中医诊治疾病提供了指导原则。

阴阳符号分节系统使中医学理论中的生理、病理、诊治和养生等话语的表达成为可能。用阴阳阐释人体组织结构，如《金匮真言论》说："夫言人之阴阳，则外为阳，内为阴。言人身之阴阳，则背为阳，腹为阴。言人身之藏府中阴阳，则藏者为阴，府者为阳。肝心脾肺肾五藏皆为阴，胆胃大肠小肠膀胱三焦六府皆为阳。"② 人之形体外为阳，内为阴；背为阳，腹为阴；五脏为阳，六腑为阴。阴阳阐释生理功能，《生气通天论》说："阴平阳秘，精神乃治；阴阳离决，精气乃绝。"③ 如果阳气偏盛，不能密闭，阴气则会受到耗损，阴阳无法相生，则精气枯竭；若阴气平和，阳气密闭，精神旺盛。阴阳阐释病理变化，《调经论》说："夫邪之生也，或生于阴，或生于阳。其生于阳者，得之风雨寒暑；其生于阴者，得之饮食居处，阴阳喜怒。"④ 疾病的发生有阴阳虚实之分，外因于风雨寒暑，内因于饮食情志，外为阳，内为阴，多阳者多喜，多阴者多怒。阴阳阐释疾病诊治，《阴阳应象大论》说："善诊者，察色按脉，先别阴阳。"⑤ 善于治病的医生，观察面色，诊查脉象，首先得辨别阴阳。《至真要大论》说："谨察阴阳所在，而调之，以平为期。"⑥ 认真审查阴阳病变所在，以实现平和为目标。阴阳阐释

---

① 《黄帝内经素问》，北京：人民卫生出版社，2015 年版，第 459 页。
② 《黄帝内经素问》，北京：人民卫生出版社，2015 年版，第 31—32 页。
③ 《黄帝内经素问》，北京：人民卫生出版社，2015 年版，第 27 页。
④ 《黄帝内经素问》，北京：人民卫生出版社，2015 年版，第 459—460 页。
⑤ 《黄帝内经素问》，北京：人民卫生出版社，2015 年版，第 56 页。
⑥ 《黄帝内经素问》，北京：人民卫生出版社，2015 年版，第 683 页。

养生，《四气调神大论》说："夫四时阴阳者，万物之根本也，所以圣人春夏养阳，秋冬养阴，以从其根，故与万物沉浮于生长之门。逆其根，则伐其本，坏其真矣。"① 四时阴阳之气，万物之本，春夏阳气上升，盛于外，秋冬阴气上升，盛于外，顺时而变，故春夏培植阳气，秋冬养育阴气，这是养生的根本。阴阳符号思想贯穿于整部《黄帝内经》，是理解中医学理论体系的关键。《病传》云："何谓日醒？曰：明于阴阳，如惑之解，如醉之醒。"② 意思是说理解了阴阳的变化规律，困惑得以解决，又像醉酒醒过来一样，不再昏乱。

（四）中医学理论的阴阳话语系统与思维

人类用符号分节给予世界以秩序和意义。否则，人类的意义世界将陷入一片混沌。赵毅衡先生认为世界可以分成三大块：处于意义世界之外的"自在物世界"，物世界与意识互动形成的"实践意义世界"，以及纯粹意识活动的"思维意义世界"，除"自在物世界"之外的世界，都是意义世界。③ 意义世界具有人的品格，是需要用符号再现的世界。意义世界受符号发送主体所处的文化社群的影响，不同的解释元语言使得意义世界丰富多彩，因此人体的意义世界也变得复杂，表现层次多样。为了清晰表述人体的意义世界，《黄帝内经》采用双重分节，用阴阳符号分割所指，使原本无序的世界获得了秩序及意义，阐述人体生命活动的变化，如阴阳互根、消长平衡、对立统一等，阴阳以元符号的形式而存在。符号的意义本身是无限衍义的过程，没有衍义，就无法阐述意义。唐小林强调，人是意识的动物，意识的本性是寻找意义，所以人又是意义的动物，人凭靠意义而存在。④ 皮尔斯认为无限衍义是人的思维方式的本质特征。符号表意，由于人的意识具有意向性的特点，形成了意义对象的非匀质化，出于不同的表意目的，作为元符号的阴阳再次用阴阳符号分割阴阳，这是《黄帝内经》的又一特征，如人体部位对应四时变化，切分为二阴二阳：太阳、少阳，太阴、少阴；经络学说中的三阴

---

① 《黄帝内经素问》，北京：人民卫生出版社，2015 年版，第 17 页。
② 《黄帝内经灵枢》，北京：人民卫生出版社，2015 年版，第 277 页。
③ 赵毅衡：《哲学符号学：意义世界的形成》，成都：四川大学出版社，2017 年版，第 9 页。
④ 唐小林：《符号媒介论》，《符号与传媒》，2015（11），第 149 页。

三阳：太阳、阳明、少阳，太阴、厥阴、少阴。同一事物可以有不同的分节体系，如阴阳、五行分节系统，引导身体话语意义向不同的方向延伸。

通过对《黄帝内经》的阴阳话语进行分析可以得知，中医学认为人是一个有机整体，强调人体局部与局部、局部与整体、内部与外部相统一的系统论思维。中医学的有机论可以从英国哲学家怀特海"过程哲学"中找到相似的观点，他认为："机体论的出发点是事物处在互相关联的共域中的体现过程。"① 怀特海提出了能动的、开放的、思辨的宇宙观。中医学在阐释人体生命活动规律时注重事物之间的功能联系，避免西医过分注重微观、局部诊治的不足。

第三节　中医药文化话语体系的发展与转变

一、中医药文化话语体系的发展

《周易》是五经之首，借助卦的形态变化理解自然万事万物的变化规律。《周易·系辞下》曰："古者包牺氏之王天下也，仰则观象于天，俯则观法于地，观鸟兽之文与地之宜，近取诸身，远取诸物，于是始作八卦，以通神明之德，以类万物之情。"医学运用易学中的近取诸身、远取诸物、取象比类的方法构建而成。医易同源在方法论、理论形态上是合一的。

《黄帝内经》的出现标志着中国医学理论话语体系的初步形成，它系统地阐述了人体的生理、病理、诊治和养生等问题，成为后世中医药学文化发展的基础和理论源泉。

《难经》又称《黄帝八十一难》，相传为秦越人所著，以阐述《黄帝内经》内容为主，采用问答的方式编辑为八十一难，内容涉及生理、病理、诊断和治疗等多个方面。《难经》对脉学、命门、三焦、经络的功能与病症提出了新的见解，发展了《黄帝内经》的医学理论，推动了中医学的理论话语建设。

---

① A. N. 怀特海：《科学与近代世界》，何钦译，北京：商务印书馆，2017 年版，第 169 页。

《神农本草经》是中国现存最早的中药学著作，是药物学的第一次总结。该书并非一人一时所作，书中收集了东汉以前的各种药物学资料，直至东汉时期整理成书。《神农本草经》记载三类药物，植物药、动物药和矿物药，共计365种，并按照药物的功能及疗效分类为上中下三品，上品药物无毒，具有补益的作用；中品药物或有毒或无毒，具有治疗和补虚的作用；下品药有毒，具有祛除病邪的作用。该书记载了每种药物的功用和主治疾病，为临床用药提供了指导，同时还提出了"四气五味"药性理论，明确了"治寒以热药，治热以寒药"的用药规则。《神农本草经》的药物学成就对后世药物学的发展产生了重要影响。

《伤寒杂病论》由东汉时期张仲景所作，是中国第一部临床医学著作。后世医家将其分为探讨外感的《伤寒论》与探讨杂病的《金匮要略》二书，其重要贡献在于确立了辨证论治的基本原则。张仲景运用六经（太阳、阳明、少阳、太阴、少阴、厥阴）辨证分析疾病的进展过程，并采用八纲（阴阳、表里、寒热、虚实）辨证判断疾病的属性、病位和病态表象。《伤寒杂病论》的六经辨证不仅为一切外感疾病提供了病因、病机、诊断和临床治疗的基本法则，也为我国临床医学的发展提供了理论指导。

从隋朝至元朝，中医药文化话语体系出现了全面发展。首先，《诸病源候论》是一部论述各种病因、病机、病变的专著，巢元方根据隋代以前及当时记载的病因、症候进行归纳整理，全书涵括内、外、妇、儿、五官科等疾病。中医病因证候学的系统化与条理化对中医理论话语发展作出一定贡献。

隋朝杨上善在中医学话语建设方面的突出贡献是对《素问》和《灵枢》进行分类作注，内容分为摄生、阴阳、人合、脏腑、经脉、脏腑、腧穴、营卫气等19大类，使《黄帝内经》的中医学理论话语更具条理性和系统性。

孙思邈的代表作品《备急千金要方》和《千金翼方》，简称《千金方》。《备急千金要方》成书于652年，30年后又编成《千金翼方》，两书各有30卷，主要记载了唐以前主要医学论著中的医论、药方、诊断、疗法、食疗、导引等多方面的内容，以及成为一名医生所必备的理论知识和实践知识。《千金方》是我国最早的医学百科全书，既代表了盛唐时期医学的最高水平，也体现了中医药文化话语处于不断集中的过程。

中唐时期，王冰发现当时流行的《素问》篇目重叠，前后次序混乱，于是对《素问》进行重新编次、注释阐发并补遗七篇。例如，关于阴阳互根理论，他在《四气调神大论》中注释说："阳气根于阴，阴气根于阳。无阴，则阳无以生；无阳，则阴无以化。全阴，则阳气不极；全阳，则阴气不穷。"[①] 这里进一步阐释了探求阴阳是治病的根本。全元起首开先河对《素问》作注，王冰是第二位作注者，因此命名为《重广补注黄帝内经素问》。王冰次注《素问》，归纳和吸收了前人研究《素问》的成果，为中医理论的研究创造了条件，至今仍是人们理解中医学话语的主要参考。

宋末元初战乱频繁，人民生活艰难，疾病十分严重，从客观上推动了中医学的发展。刘完素提出的"火热论"、张从正提出的"攻邪论"、李杲提出的"脾胃论"以及朱震亨提出的"相火论"开创了中医学理论与实践的新局面。金元四大家在继承前人医学理论成果的基础上革新了中医药的学术话语系统，使医学话语体系的传承成为可能。

到了明清时期，中医药文化话语体系获得了新的发展。李时珍的《本草纲目》是一部内容丰富、论述翔实、影响深远的医药学巨著。全书共52卷，记载了1892种药物，全面总结了我国16世纪以前的药物学，按照"贱贵"原则对药物分为16部、60类，是我国药学史的里程碑，真正建构起了比较完整的中药学的话语系统。明末，吴又可在他的《瘟疫论》中提出了传染病病因学"戾气学说"的新名词，有关传染病的中医话语为温病理论的学术话语体系创造了条件。清代，叶天士在《温热论》中提出卫气营血的辨证方法，吴鞠通的《温病条辨》提出了三焦辨证，薛生白的《温热病篇》、王孟英的《温热经纬》等不断地完善了温病辨证论治理论和方法，建立了中医理论的温病学术话语体系。同时，明代张景岳《类经》、张志聪的《黄帝内经集注》是继承与发展《黄帝内经》话语体系的重要途径，强化了中医理论在当时社会的话语权。

二、中医药文化话语体系的转变

随着西医东渐，西方的传教士开始将西方的解剖学、生物学、药物学和诊断学引入中国，逐渐在中国设立诊所和医院，建立药厂，开办西医学校，

---

① 王冰：《重广补注黄帝内经素问》，北京：中医古籍出版社，2015年版，第11页。

翻译医学著作和出版医学刊物，西方医学的话语体系开始融入中医药文化话语体系。唐宗海从继承和发展中医学的角度率先提出"中西汇通"的医学理念，他认为中西医各有所长，各有所短。他提倡中西汇通，其真实的意图是要证明中医学在西医学的视域下也是合理的。唐宗海从西医学的视角阐释中医学理论，丰富了中医学的话语体系。

朱沛文在中西医学汇通方面的研究超越了唐宗海，他通过《内经》《难经》《医林改错》等书中的人体结构、脏腑图像与西医的生理解剖知识、解剖图谱比较与对比，阐释中西医的异同之处，编撰成《中西脏腑图像编纂》。书中的西医脏腑解剖图谱对中医文化话语体系的发展产生了重要价值。另外，张锡纯结合中西医学理论和临床经验著有《医学衷中参西录》，一定程度上推动了中医文化话语体系建设。

1879年，浙江学者俞樾在其著作《废医论》中率先提出废医存药的观点，"俞氏主张医道可废在中国近代却是第一人"[1]。俞樾根据《移精变气论》得出了"古无医者，巫而已矣"的结论，由于其医学知识薄弱，全文七篇立论不甚充分，出现了多处逻辑错误。尽管如此，俞樾的部分观点仍被后世批判中医的俞云岫所吸取。中医药文化话语体系开始第一次真正遭遇国内学者的质疑与否定，这也成为中医药文化国内话语权发生改变的标志。

1912年，北洋政府颁布的《中华民国教育新法令》未将中医药列入学校教育之列，招致全国中医界的极力抗议，这就是中国近代有名的"教育系统漏列中医案"。1916年，俞云岫撰写的《灵学商兑》系统地批判了中医基础理论，极力倡导西医学。1922年，捍卫中医的领袖人物恽铁樵通过《群经见智录》正面回应了俞云岫的声言。参与这场中医保卫战的还有中医名家陆渊雷、杨则民等人，他们提出发挥中医药长处，实现中西医共同发展。1929年，南京政府通过了由俞云岫等人提出的《废止旧医以扫除医事卫生之障碍案》，从体制上正式废除中医，这激起了全国论争，中医面临制度上的存废危机。1935年，于英秀坚决要求废除中医阴阳五行、三部九候和诊治原则等医学思想。"文化大革命"期间，中医的发展又一次遭受严厉打击，出现了倒退的现象。从1912年开始，从制度层面废除中医药、发展西医学

---

[1]　赵洪钧：《近代中西医论争史》，北京：学苑出版社，2012年版，第52页。

的呼声不断涌现，加上当时西医学良好的临床治疗效果，中医药文化话语权正式开始衰弱，中医药文化逐渐进入失语状态。

直到 2003 年非典型肺炎（SARS）暴发，中医药参与抗击非典疫情取得一定的疗效后，中医药文化话语才又开始通过部分媒介呈现，但是，其话语权并没有因此发生改变。2020 年，中医防治新冠肺炎是中国抗疫经验的一大特色和亮点。2020 年 1 月 22 日，国家卫生健康委员会发布了《新型冠状病毒感染的肺炎诊疗方案（第三版)》，正式将中医纳入防治新冠肺炎的指导方案之中。中医药抗击新冠肺炎的良好临床效果使社会大众开始把目光投向失语的中医药文化，为中医药文化话语体系重构创造了良好条件。

第三章　中医药文化现代性传播体系的
形成与发展

中医药文化是我国古代劳动人民在与自然疾病抗衡过程中，通过自身的疾病防治、生活经验、文化积累而形成的人类文化结晶。中医药文化的传承和创新能够展示出中华传统文化的精粹和价值，能够展示出中国古代劳动人民的勤劳与智慧。那么，经由历史的考量，在现代化的社会条件下我国中医药文化又获得了何种成长和进步？尤其是在新媒体技术迅猛发展的当下，中医药文化的传播将受到何种冲击和影响？中医药文化又将以何种形式和姿态适应时代的发展？本章试图从传播学的传播过程入手，对这一问题进行回应，并且从传播主体、传播内容、传播媒介等环节进行分析，借此展现我国现阶段中医药文化传播的时代风貌。

第一节　中医药文化的传播生态与理念要求

一、中医药文化的传播生态

中医药文化的传承和发展离不开社会文化的影响和支持，同时也离不开媒介技术的变革与创新。媒介技术的发展在带来新的媒介手段和传播途径的同时，也构建着新的传播生态，进而影响着新兴社会文化的形成。在媒介技术改变的浪潮中，如何适应环境、如何推陈出新则成为摆在中医药文化话语面前的全新时代命题。

传播生态研究属于文化传播学范畴，其讨论的焦点聚集在传播活动与社会环境之间的互动关系上。在最宽泛的范畴内，传播生态被定义为"信息技术、各种论坛、媒体以及信息渠道的结构、组织和可得性（accessibility）"①。在此框架下，媒介和技术对于社会文化的影响和塑造被置于较为重要的地位，但是其影响层次和程度尚未得到详尽的研究。因此，大卫·阿什德（David L. Altheide）将传播生态的概念融入了具体的传播情境范畴之内，进一步对传播生态概念的层次做出明确的区分，即"一种信息技术、一个传播范式、一个社会行为"②。其中，信息技术聚焦在传播媒介、信息载体、传输速率等硬件技术环节；传播范式聚焦在信息的内容组织、话语表达等文本内容层面，是对信息内容的筛选把控，是文化内容软实力的表现；社会行为则是指传播活动带来的社会影响和社会意义，是囊括环境在内的综合性考量指标，是互动性、整体性的宏观概念。大卫·阿什德的观点将信息技术、传播范式与社会行为进行结合，以此解释社会传播情境如何建构，并回答三者之间的互动关系。

中国传播学者邵培仁在研究了大众传播过程中各组成要素的基础上，结合信息爆炸、信息匮乏等传播困境，从传播的宏观、中观、微观系统的关联性层面总结归纳出"传播生态位规律、传播食物链规律、传播生物钟规律、传播最小量规律和传播适度性规律"③五大规律。进一步明确传播生态的任务是"找到保持生态平衡、传播适度的内在与外在的控制因素，测量出传播者或媒介对诸种因素的耐度和适应度"④。

支庭荣在专著《大众传播生态学》⑤中梳理了学界对于传播生态概念的讨论，一定程度上沿用了邵培仁的分层标准，将传播生态划分为内层、中间层、外层三个层次，分别对应着传播内生态、传播原生态和传播外生态。与大卫·阿什德不同，支庭荣的传播内生态关注信息、文化、事件和受传者需求，传播活动是个体生存的"肌肤"；而传播原生态探讨媒介技术的作用、专业性等问题，是传播现象自身构筑的生态系统；传播外生态则是探究政

---

① 大卫·阿什德：《传播生态学 控制的文化范式》，邵志择译，北京：华夏出版社，2003年版，第2页。

② 大卫·阿什德：《传播生态学 控制的文化范式》，邵志择译，北京：华夏出版社，2003年版，第8页。

③ 邵培仁：《传播生态规律与媒介生存策略》，《新闻界》，2001（05），第26—29页。

④ 邵培仁：《传播生态规律与媒介生存策略》，《新闻界》，2001（05），第29页。

⑤ 支庭荣：《大众传播生态学》，杭州：浙江大学出版社，2004年版。

治、经济文化压力带给传播的影响，体现人与社会环境的和谐发展。传播生态层次内容的划分对于肯定大众传播活动的组织、信息和社会属性具有重要意义。

总而言之，传播生态学的研究是将传播行为、传播活动置于社会文化背景环境之中，通过相互影响、相互制约，达到促进发展的目的。传播生态的问题是新媒介环境催生出的时代问题，是对传播内容、媒介环境、链条完整、环境协调提出的全新要求。[①] 中医药文化不仅是有关生命健康的科学技术，更是一种有关医药文化的人文学科，是技术信息与文化内涵的结合体。本书的论述侧重于新时代媒介背景下中医药文化的话语建构与信息传播。本章则将媒介生态理论置于中医药文化的话语传播语境之中，通过探讨中医药文化现代化传播内容的多元化、媒介技术的现代化、传播类型的丰富化等内容，分析现代化媒介语境下中医药文化的传播环境与内容类型，审视中医药文化的传播战略和目标。

中医药文化话语的建构除了需要发掘自身文化内涵，还需要注重文化内容与传播环境的互动关系。新媒体环境自身所具有的包容性、开放性、无限性、差异性等特点，需要我们重新去审视中医药文化在这一新环境中的适应性与协调性，需要我们从更宽阔的视野中去思考中医药文化的传播语境问题，从中医药文化—传播媒介—环境适应—人与环境和谐的角度入手，从传播生态的整体性概念着眼，帮助中医药文化的话语建构与传播途径适应当今媒介发展的时代要求。

二、中医药文化传播生态的三重理念要求

在传播学领域，新媒体的概念有多种定义。由于学者研究领域的差异，各个定义呈现出的侧重点也有所区别。学界普遍认可的是：新媒体是一个相对的、动态化的、发展化的概念，它是以互联网技术为支撑的数字媒介呈现，多体现为以数字电视、电脑终端、手机客户端为代表的数字媒体。这些新媒体技术的出现，重塑着中医药文化的全新形态，并且极大地改变着传统

---

① 张雷平：《论新媒体背景下中医药文化大众传播生态研究》，《中医药文化》，2017，12 (02)，第4—10页。

中医药文化的传播环境与传播内容。在新媒体的传播环境之中，中医药文化以全新的时代风貌出现，其内涵与外延得到充分扩展。

传播媒介生态的不断发展与进步，从某种程度上来说也是对人与环境和谐问题的一种探究与思考，其聚焦点仍旧是研究对象自身的状态以及与周边环境的适应程度，体现出来的是一种动态平衡的和谐关系。在新媒介技术的支持下，中医药文化的传播生态环境受到了强有力的冲击，从传播内生态、传播原生态、传播外生态各个层面得到了新媒体技术的影响。中医药文化起源于农业文明的时代，以中国传统的哲学思想为理论基石，从人与世界、人与自然、人与环境、人与自身等不同角度来探究人类健康的生命问题。中医药文化通过几年前的凝结和淬炼，其知识体系不断得到时代的考验与洗礼，逐渐成了为中华民族乃至全人类健康发展保驾护航的重要方式之一。我们将中医药文化纳入传播生态进行考量，并不只是将中医药文化视为单一的文本内容进行研究，而是因为其与传播生态具有极为一致的发展脉络与思想理念。因此，在全新的传播生态之中，中医药文化可以凭借深厚的药理知识以及与环境相协调的适应能力而得到长足发展。

（一）树立动态平衡的和谐观

中医药文化的形成和传播生态的建构都是在历时性的过程中发展起来的，通过强调各个组成部分之间的相互作用和相互影响而促进系统的完善和发展。传播生态的形成离不开传播内容、传播媒介、传播技术以及它们相互之间的作用和影响，通过内容、媒介、技术各方面的相互借力而形成整个传播生态环境的搭建。完整的信息传播过程需要由传播者、受传者、信息、媒介、反馈构成。在传播生态之中，传播者与受传者分列传播生态环境的两端，媒介技术提供了传播的渠道保障，而文化信息则成为流动在传播生态环境中的动态对象。传播生态正是依靠信息在其中的流动以及各个环节的助力而构建的。

与之类似，中医药文化也讲究能量在各个环节之中流动。中医药文化认为，人体之所以能够得到良好的生长，就是因为有精、气、血、津液这些人体必需的能量物质提供基本的养分。这些养分通过经络、五脏六腑、形体官窍等各个子系统而输送到人体各部位，实现着能量在体内-体表、上焦-中焦-下焦之间的输送传递。只有精、气、血、津液在人体内正常地运行时，人体才可以达到一个健康平衡的状态。而一旦某一个身体部位出现不适，这些能量传输就会出现不畅，长期积累容易出现瘀滞等问题。用"气"举例，如果人体中"气"的运行出现了非正常的情况，就会有升、降、出、入的表现，如若不及时进行调理，则容易出现气滞、气逆、气郁、气脱之症，对人体健康产生不利的影响。[①]

在传播生态系统当中，如果信息的传播出现了问题，比如受传者指向不明、信息体量超过了媒介技术最大负载量等，同样会导致信息传播无法顺利进行，引发传播生态的失衡。良好传播生态的建构无疑和单一的生态环境一样，是从小群落到大环境的扩展过程，这一过程必然也囊括了文本内容、媒介技术、传播渠道、传播者、受传者、反馈等各方从无到有、从弱到强的动态过程。如果在传播过程中某一个具体的环节出现了问题，将影响到整体的发展与进步；反言之，如果一个环节发展得过于强势，势必也会对传播的整体过程形成压力，某种程度上也将影响到信息传递的顺畅度。举例来说，如果某一个中医药知识极为复杂，其内容文本的信息数量超过了媒介载体的最大承载量，此时信息内容非但无法获得有效的传输，甚至还将阻碍其他媒介信息通道的使用。因此，我们在进行中医药文化的传播之时，需要秉承传播生态的客观性和适应性，着重整体过程的协调与适应。

（二）树立协调一致的全局观

传播生态学的理论是基于生态学的理论转化而来的。生态学强调自然界中的一切组成均具有或近或远的关联，在相互作用和相互影响之下共同构筑成统一的有机整体，与此同时有机体内部的各个环节和要素可以有效地发挥功能作用。生态学理论的观点是从自然界的系统性概念出发，将自然界的发生发展过程纳入动态的管理层面进行分析，将物种与周边环境的相互作用关系归入研究框架之内。这种既注重个体发展又注重彼此关系的考察视角是生态学所强化突出的。这种对于彼此间关系的强调，是在肯定各组成要素基础上发生的。这种肯定作用体现在两个方面：其一是功能层面，生态整体功能

---

① 曾钦：《中医养生传播生态的构建策略研究》，广州中医药大学博士学位论文，2018年。

的发挥离不开各组成要素功能的发挥，生态整体功能的效用却不仅仅是各组成要素功能的简单叠加，而是能够产生 $1+1>2$ 的效果；其二是结构层面，生态系统的构成离不开各组成要素，只有各有机体在特定的位置上彼此联系、彼此影响，才可以促成生态系统的建构。

整体性和系统性的理念也在传统中医药文化中得到充分的体现。传统的中医药文化讲究五行学说，上至自然环境，下至人体构成，均可以按照金、木、水、火、土五类进行划分与归类。如果我们只是从中医药诊疗的视角切入就不难发现，中医在进行诊疗时首先采取的便是望、闻、问、切的问诊手段，因为中医认为体表的特征是对患者体内脏腑系统的反映，医生通过对患者体表状态的观察而进行初步的判断。正如《孟子·告子下》记载的那样，"有诸内，必形诸外"①，形体外在层面的具体病变反映出的是身体内在机理的失衡和反常。这种整合式的诊断方案便是中医药文化整体性理念的外在体现。

除此之外，中医药文化中的系统性观念还体现在对人体生命活动和自然社会发展的互动关系上。人体生命活动需要依托一定的自然社会环境，人体从自然和社会环境中吸取生命活动所需的能量，同时也通过自身对自然、社会环境的改造和适应影响自然和社会的发展变化。不同的自然、社会条件，比如水文条件、气候条件、工作环境、文化习俗、经济状况等均会对生命活动造成一定的影响。生态学就强调物种在不同环境下需要做出相应的调整和改变，以此顺应自身的求生本能并帮助物种延续。中医药文化理论也强调"三因制宜"，强调天、地、人三者关系的同一性，强调人类和自然社会是相互依存、不可分割的关系。

（三）树立互利共赢的发展观

人类维系生命需要空气、阳光、水等多种生态要素。在农耕文明时代，人类的生产力水平有限，对自然生态的改造范围较小，造成的负面影响也有限。伴随着生产力水平的提高，尤其是进入工业文明之后，人类对自然的改造有了飞跃式的发展。但人类在创造出巨大的物质财富的同时，也对自然生

---

① 《孟子》，杨伯峻、杨逢彬注译，长沙：岳麓书社，2000年版，第213页。

态环境造成了严重的影响，比如工业时代早期对于自然资源无节制的开采、工业废气废水的随意排放、固体废弃物的胡乱堆放等，均会对空气、水源、土壤造成不同程度的污染和破坏。生态的失衡问题日益受到各方面的关注。平衡社会经济发展和环境生态保护成为时代赋予我们的使命。有学者试图通过生态学的理论为保持人与自然、人与资源、人与社会的和谐共存关系提供一定的思路，试图通过推行可持续绿色发展理念来促进经济社会的进步。"绿水青山就是金山银山"是时任浙江省委书记习近平于2005年8月在浙江湖州安吉考察时提出的科学论断。构建现代生态文明已然成为我国社会经济文化建设的使命，成为人类社会和谐平衡发展的必然要求。

20世纪60年代到90年代，西方生态哲学研究进入快速发展时期，相关的著作和文章大量问世。比如格林伍德（N. J. Greenwood）和爱德华兹（J. M. B. Edwards）合著的《人类环境和自然系统》、德克霍夫（Derrick de Kerckhove）的著作《文化肌肤：真实社会的电子克隆》等，从不同角度研究了媒介对于人类心理状态以及生存环境的影响，而且对未来人类的媒介生存环境给予一定的思考和预判。这些探索对于21世纪之后的媒介生态学研究具有启发意义和指导作用。21世纪之后的媒介生态学研究开始探索人类在新的媒介环境下的价值观念、思维模式、存在状态等方面的具体问题，以此寻求经济发展和生态环境的和谐共处和共荣共生。

中国传统生态哲学概念中最典型的思想就是"天人合一"。"天人合一"是中国古代的哲学观念，在儒、释、道等诸家论述中均有展现，其中对于"天"的解释有天空、天道、自然等。而"天人合一"则是指人与道合而"天地与我并生，万物与我为一"的境界，这是中国古代哲学中对于人与自然环境和谐共生的最高期待。这一境界最早的历史起源，可以追溯到商周时期。当时在《礼记·表记》中有过这样的表述，即"殷人尊神，率民以事神"[①]，介于当时的科学文化水平，普通的民众将自我与自然的关系简单理解为人与神的关系，认为"神"化身为天地万物的主宰而统治着人与自然的关系。而到了春秋战国时期，诸子百家的学术争鸣给予了"天人合一"不同的解读。比如儒学将"天人关系"理解为思想道德的自我约束和要求，是人

---

① 《礼记》，金晓东校点，上海：上海古籍出版社，2006年版，第608页。

和道德标准的自我融洽与自我统一。比如孟子云"恻隐之心，仁之端也；羞恶之心，义之端也；恭敬之心，礼之端也；是非之心，智之端也"①。仁义礼智四者，人皆有之，孟子把它们称为"四端"，人心有四端，所以人性本善。人之善性既"天之所与我者"，是天给的，又是"我固有之"，是我本身固有的，所以天与人合一。② 而道家则是注重自我和环境的相互关系，对外部自然环境加以强调，比如老子云："人法地，地法天，天法道，道法自然"③，最终将结论落在了人的内在思想和外在行为表现需要符合天地万物之道的层面。④

中医药文化的产生和发展便是基于儒释道等多家学术理论，阴阳理论、五行知识、"天人合一"等相关的哲学思想均包含了对人与自然关系问题的讨论。中医药文化的核心是全方位地协调和处理人类的生存和发展问题，因此必须考虑到人与环境的关系。从中医药的角度倡导"天人合一"并非要求民众达到天人合一的内在境界或外在表达，而是基于这一理念中人与自然和谐相处的核心意识而进行有利于生命发展的相关活动。因此，在中医药文化层面，人类要在尊重客观自然规律的基础上，不断地发挥自身的主观能动性，从而有利于自身的生命成长和自然环境的可持续发展。正如蒙培元先生所言，"中国哲学是深层的生态哲学"⑤。

第二节　中医药文化传播媒介的发展历程

中医药文化具有悠久的历史渊源和丰富的历史内涵，勤劳智慧的劳动人民曾经将中医药和神话故事联系起来，创造出了神农尝百草、伏羲制九针等故事传说。从此以后，在一代又一代的名医名家手中，中医药的诊疗文化、

<hr></hr>

① 《礼记》，金晓东校点，上海：上海古籍出版社，2006年版，第30页。
② 尹冬青、李俊：《"天人合一"思想在中医养生文化中的积极影响》，《医学与社会》，2009（03），第18-20页。
③ 《老子》，河上公、王弼注，严遵指归，刘思禾校点，上海：上海古籍出版社，2013年版，第52页。
④ 曾钦：《中医养生传播生态的构建策略研究》，广州中医药大学博士学位论文，2018年。
⑤ 蒙培元：《人与自然》，北京：人民出版社，2004年版，第7页。

经络文化、本草文化等丰富的中医药理论体系逐渐建立和完善起来。① 在现代社会，中医药依然生机勃勃，并受到世界的关注。古今中外，在中医药文化传播的过程中，媒介技术的发展都发挥着重要的推动作用。我们不仅能够借由媒介的信息记载功能，通过记录中医药诊疗理念和技术实现中医药知识的传承和发展；同时还可以借由媒介的传播功能，加速中医药文化的对内对外传播，为繁荣和发展中医药文化创造良好的舆论氛围。

中医药文化的传承和发展离不开媒介技术的助力。作为中医药文化传播的重要工具，媒介技术发展水平的高低将极大影响中医药文化的传播广度和传播深度。在新媒体技术日新月异的当下，如何有效地激发各类媒介传播功能，将会是中医药文化传播效果研究的重要课题。因此，如果想要对中医药文化的发展传承有所助力，就要对中医药文化的传播媒介进行讨论。

一、萌芽期：口传身授的原始传播

传播媒介的定义纷繁复杂，但大致包括两方面的内容：一是指传播过程中承载各类信息的物质载体；二是指从事信息加工、采集、制作的社会组织，即传媒机构。传播学家麦克卢汉提出过几个基本的理念，如"媒介是人体的延伸"。在他看来，传播媒介就是人体感官能力的不断延伸与扩展。文字、图像是人类视觉能力的延伸，电话、电报是人类听觉能力的延伸。随着社会进步和技术的发展，人类社会也需要不断更新媒介的技术水平和表现形态。

在文字诞生以前，人类的信息传承主要依靠肢体动作和口耳相传的形式来进行。一般认为，中医药起源和原始巫觋活动有关。在原始社会生产力极其落后的情况下，人类遇到疾病灾祸之时一般会向巫觋求助。此时巫觋便可以通过祝祷、歌舞、祭祀等方式"降妖除魔，祛病除邪"。原始社会中医药文化便是依靠口耳相传或者肢体动作积累发展起来，其方案的科学性和诊疗的有效性备受质疑。随着社会生产力技术水平的提高，中医药的诊疗方案从巫觋文化中脱离出来，通过多代医者经年累月地实践积累和艰苦摸索，才逐

① 邹相：《中医文化，国之瑰宝》，见《第十二届全国中医药文化学术研讨会论文集》，2009年版，第71页。

渐形成自己独特的诊疗体系和科学的诊疗过程，并最终助力中医药学这一科学学科的诞生。

文字诞生以后，一些神话传说故事才经由文字这种媒介记录下来。《山海经》作为我国古代著名的神话文献，有大量关于中医药知识的记载，包括药物产地、形态、功效等。中医药文化的经典著作《黄帝内经》中也有大量神话传说，比如，岐伯为黄帝之师长，雷公为黄帝之弟子。书中以师生问答的形式，探讨了许多中医药教育问题，可见此时已积累了一定的教育和传播经验。[①] 再比如南北朝的东海徐氏、明代的李时珍父子等，均是世代从医，晚辈多是凭借观察父辈在日常诊疗中所使用的手段以及聆听父辈的经验总结而获得相关的理论知识。除了这些名医世家的口传身授，民间百姓的口头交流也是当时社会中医药文化传播的重要手段，其交流的内容多是自身或周边人的治病经验，科学性和诊疗性相对具有很大局限性。因此，口传身授时期的中医药文化传播，很容易受到人体自身记忆力、表达能力、行动能力的约束，极容易受到时间和空间的限制，无法完全存储或传播信息，中医药文化传播在这一阶段的传播能力较为有限。

二、积累期：突破时空限制的文字印刷传播

文字媒介的诞生是人类传播史上一次里程碑一般的重大事件。文字符号诞生之后，人类便彻底摆脱了身体媒介在信息保存、传播方面的容量问题，也彻底突破了身体媒介在信息传播方面的时间和空间的限制。据记载，我国目前已知的有关古代中医药学资料的最早记录便出自甲骨文。相较于之前的身体媒介，文字媒介在信息传播的效果以及信息存储等方面具有极大的优势。就甲骨文上的医学记载而言，经历了几千年的风霜雨雪，甲骨文上的文字内容现如今被挖掘出来之后，后人仍旧能够得到当时的医学信息，这对于中医药信息的保存和传承是极为珍贵的。

自文字诞生后，文学就成了中医药文化传播的主要载体之一，并为丰富中医药文化做出了巨大贡献。在古代，掌握印刷技术的机构由官方统一管理，中医药典籍的编制也多由官方组织进行。中医药典籍能够流传至今，从

---

① 刘丹青：《新媒体视域下的中医文化传播研究》，南京中医药大学硕士学位论文，2017 年。

某种程度来说离不开官方管理部门的支持和鼓励。两汉时期的《淮南子》、世界上最早的国家药典《唐新修本草》《民病给医药诏》等，都是由当时的政府组织编写的典型著作。官方组织编写的中医药典籍，不仅能够总结当时中医药发展的成就，还可以有效记录和保存中医药文化的内容和精神，从而帮助后世继承和发展中医药理论。

文字产生之后，除了官方主持修订的医药典籍，民间也流传着一些中医药的文化成果。如《汤头歌诀》《濒湖脉学》等，采用朗朗上口的诗赋歌诀形式介绍中医药学，便于中医药学在民间记诵和流传。① 另外，一些医学世家往来的书信中也有关于中医药学、诊疗方案的记载内容。这些书信往来属于私人信件，因此传播者和受传者的对象性极为明确，传播的范围也较为有限，但详细记录和描述了有关病症的来龙去脉，诊疗的方案也会更加翔实可靠，对于后世的中医药学研究来说是极为珍贵的文献。例如明末清初沈时誉在对晚年生病的诗人吴伟业的信函中说道："喘息一症，虽因肾家耗损，气不归原……嗣后补肾水，益脾元，则标本不紊，可图万全矣。"② 以告知友人晚年多病的缘由和治疗措施。然而，在古代社会，掌握读写能力的只是社会阶层较高的极少数人，广大劳动人民普遍文化水平不高。因而，这一时期的中医药文化传播显现了基于社会阶层和读写能力的知识垄断的特点。此外，文字诞生之后的很长一段时间内传播都是依靠手抄，不仅传播效率低、传播规模小，而且传播成本极高。

随着中国古代造纸技术和印刷技术的发展和提升，中医药文化的传播速度和传播范围得到了显著的改善。这有效地突破了之前以口语传播为主导的技术壁垒，信息的传播范围开始向普通民众阶层下移，普通民众也因此能够获得大量的社会、政治、经济、文化等层面的信息，中医药文化借由这一信息范围的扩大而得以快速传播。不同于甲骨、青铜、简帛等材料上有关中医药文化只言片语的零星记载，在造纸技术和印刷技术普及之后，我国中医药文化迎来了一个新的传播高潮，不仅官方主持修订医药典籍，各地的医药名家也纷纷著书立说。这些保留至今的中医药文献对中医药文化的传承和发展

---

① 刘丹青：《新媒体视域下的中医文化传播研究》，南京中医药大学硕士学位论文，2017 年。

② 朱伟常：《绝唱与拯救——吴梅村〈病中有感〉和沈时誉的议病书》，《中医药文化》，2006（01），第 22—24 页。

做出了巨大的贡献。

随着生产技术水平的提高，在进入近代社会之后，期刊、报纸等大众印刷媒介逐渐发展成当时民众获取信息的重要渠道。清末民初，国人开始了兴办报业的热潮，其中不乏中医药相关报刊的创办。1897年面向全国发行的《利济学堂报》是现存最早的中医药报纸。该报纸由我国最早的新式中医专门学校利济医学堂和浙南最早的医院利济医院联合创办，主要设有医论、政论、习医章程、讲义等专栏，撰稿人并非专业的媒体记者，而是利济师生或者地方士绅。① 《利济学堂报》开了中医药报刊创办的先河，各地纷纷创办医药卫生报刊，比如有记载的近代四川最早的医药卫生报刊，"是1911年创办于成都的《中医杂志》，但现已不存"②。这些报刊在一定程度上满足了当时国人对于医药卫生知识的需求，较为快速和广泛地传播了中医药文化知识。与此同时，期刊、报纸等大众传播媒介的影响力也在一定程度上推动了中医药行业的技术交流和人才培养，对于中医药文化的进一步传承和传播起到了重要作用。在新中国成立之后，中医药文化受到了进一步的重视和肯定。1989年国家中医药管理局首次牵头组织创办了《中国中医药报》③，该报纸的宗旨是"宣传中医药产业政策，弘扬中国传统医药文化，传播医疗养生保健知识，及时报道行业动态信息与市场行情"④。该报纸的定位是国家级权威行业报，标志着我国对于中医药行业的肯定和重视，也标志着我国对中医药文化传播的期待和要求。

三、发展期：日常介入的电子媒介传播

电子媒介与以往的语言媒介、文字媒介不同，它是现代社会的技术产物，是对时间和空间距离的又一重大突破，是人类传播媒介技术层面上的又

---

① 吴幼叶、王睿、杜月英等：《最早的高校科技学报〈利济学堂报〉及其中医传播》，《西北大学学报》（自然科学版），2007（05）：852—856。

② 王友平：《近代四川医药卫生报刊述论（1911—1949）》，《天府新论》，2009（04），第133—137页。

③ 郭妍：《中医药期刊史研究》，黑龙江中医药大学博士学位论文，2018年。

④ 百度百科：中国中医药报 _ 百度百科（baidu.com）https://baike.baidu.com/item/%E4%B8%AD%E5%9B%BD%E4%B8%AD%E5%8C%BB%E8%8D%AF%E6%8A%A5/401179?fr=aladdin，2021—03—01。

一里程碑。电子媒介技术的诞生以 1844 年美国开通世界上第一条电报线路为标志。自此以后，人类便极大程度地摆脱了时空的限制，进入以电报、电话、电影、电视等媒介为代表的电子信息时代。电子媒介的快速发展不仅突破了信息内容在时间和空间上的局限，还以信息量大、传播速度快、传播距离远等特征而著称，从而也在一定程度上提高了中医药文化继承和传播的效率。[1]

20 世纪 90 年代之后，随着我国对外开放水平以及人民生活水平的提高，更高质量的生活状态和更高目标的健康需求得到了各方的关注。因此在媒介层面，尤其是广播、电视普及之后，各种健康保健、养生咨询类节目逐渐开办，较为常见的节目类型包括专家问诊、观众连线、养生课堂等。1998年，中央电视台在国际频道开播了《中华医药》节目，播放中国传统医学等内容，广受海内外观众朋友的好评，并因此开拓了中医药文化对外传播的电视渠道。进入 21 世纪之后，我国对中医药文化的重视达到了前所未有的程度，各地电视台相关电视节目纷纷创办开播。比如中央电视台的《健康之路》、北京卫视的《养生堂》、安徽卫视的《健康大问诊》、贵州卫视的《天天健康》、江苏卫视的《本草中国新经》等节目均对中医药文化做出了不同程度的推广和传播。各地电视台健康养生类节目的播出，不仅有助于满足民众对于生命健康的更高要求，还能够通过灵活有趣、生动形象的图像和声音，展示出中医药文化的博大精深和灵活多样，以此发挥普及中医药文化，提升民族自豪感和自信心的重要作用。除了具体的电视节目，有关中医药文化的影视剧作品也如雨后春笋般被大量创作出来，比如电影作品《天下第一针》《医痴叶天士》《苍生大医》《黄连厚朴》《精诚大医》《李时珍》《乱世郎中》《神医扁鹊》《华佗与曹操》等，以及十大热播电视剧之《大宅门》《神医喜来乐》《大国医》《本草药王》《大明医圣李时珍》《医神华佗》《大清药王》《医者仁心》等。[2] 这些影视剧作品借由电视这一电子媒介，将博大精深的中医药文化融入百姓休闲娱乐活动，通过营造寓教于乐的轻松活跃氛围帮助中医药文化得到传播和普及。

---

[1] 刘丹青：《新媒体视域下的中医文化传播研究》，南京中医药大学硕士学位论文，2017 年。

[2] 惟一堂：《十大经典中医影视剧都是哪些?》，搜狐网；https://www.sohu.com/a/331622492_100171070，2021-03-01。

四、扩张期：媒介化互动的数字传播

近十年来，中医药文化在互联网技术的推动下获得了更多互动和共享的机会。在以广播、电视、报纸、杂志为代表的传统媒体时期，中医药文化的传播路径虽然比初始阶段更为大众化和普及化，但是传播资源仍旧是较为集中地掌握在专业的媒体集团或者中医药行业的从业者手中，难以满足人民群众对于中医药文化更为广泛化和个性化的精神需求。因此，中医药文化的传播必须紧紧依靠社会媒介技术的更新和进步，以一个更为开放、更为包容、更为丰富的姿态融入新媒体时代。在这样一个媒介环境中，中医药文化的传播将迎来更为丰富的传播主体和传播渠道，也更加注重受传者的反馈和过程的互动。

通常来看，新媒体技术包括了网络媒体、数字广播电视以及手机媒体抑或是移动媒体。在这些信息终端的支持下，各类数字化的媒介信息平台也应运而生，目前较为成熟的包括网站、博客、微博、微信、短视频平台等。这些媒体平台丰富了中医药文化的传播渠道，从而更加快速和方便地进行着中医药文化信息的传播和交流。与传统媒体相比，新媒体技术能够提供更为丰富的传播形式，中医药文化可以进行文字、图片、音视频等多种信息状态的呈现。与此同时，在新媒体技术的支持下，中医药文化的传播者可以依据用户的信息需求提供更为精准和个性化的信息服务，受传者的信息获取实现了从被动接受到主动搜寻的转变，更加有利于中医药文化的精准传播和治疗功能的实现。在传播者和受传者的传受层面，新媒体的互动功能因此得到有力的彰显。总而言之，新媒体时代多样化的传播渠道不仅扩大和提高了中医药文化的传播范围和传播力度，还提供了之前媒介所无法提供的互动功能。中医药文化的传播也因此开启了以互动为前提的个性化、定制化的传播时代。在此背景下，不论是个人用户，还是中医药行业的组织、机构，纷纷通过官方网站、社交媒体、客户端等数字平台，及时发布中医药相关的行业快报、文化资讯等，向受传者及时、快速、高效、全面地传递中医药信息。中医药文化进一步得到了广泛的传播。

以新浪微博为例，自其从 2009 年诞生之后，我国普通民众传播、获取、分享信息的渠道又得到了极大的丰富。微博用户仅需要通过简单的注册便可获得一个专属于自己的社交账号，公开发布自己的所感所想。微博诞生之初，是以文字作为主要媒介进行传播交流的，每条微博的字数限制在 140 字之内，有关评论或者转发的设计也是通过文字媒介而展开的。基于用户使用需求的增加以及媒介技术水平的提升，现如今微博平台可以支持超过 140 个字的长微博发布，可以添加最多 18 张图片，还可以上传时长几个小时的视频内容。微博的信息承载能力得到了大幅度的提升，其信息传播能力也得到了显著提高，而中医药文化的传播也随微博功能的增强而增强。不仅有类似于"老中医健康养生堂"这类经过微博认证的中医养生账号作为意见领袖对中医药文化进行科普和传播，也有类似于电视节目《养生堂》等官方媒体的微博账号进行文化宣传。微博用户可根据自身的信息需求关注相关的账号信息，从而提升信息的检索效率和有效信息的接受率。

微信作为如今人们日常生活中最为常用的社交工具，在信息的传播过程中发挥着重要作用。中医药文化作为我国优秀传统文化的重要组成部分，对人民的生命健康至关重要，理应在民众的日常生活中得到更多的体现和重视。微信作为伴随移动互联时代手机终端发展起来的传播产品，能够为中医药文化的传播提供受传者广泛的平台和途径，在对中医药文化进行传播的过程中，也彰显出移动互联时代便携式、易操作、强互动等产品特性。在微信平台上进行中医药文化传播时，权威信息的发布者主要借助的是微信平台提供的"公众号"功能，将自行编辑的文章内容推送到订阅用户的手机终端，从而方便用户日常阅读和分享。以《中国中医》微信公众号平台为例，该账号作为我国中医药管理局的官方微信，不仅提供查阅以往信息推送的功能，还提供有关我国中医药管理方面的通知公告或政策查询服务，而且在微信公众号的"重大事件"版块，还梳理了 2015 年至 2019 年每年的中医药十大事件，帮助用户回顾中医药新闻事件。此外，微信用户也可以根据自身的需求，通过微信的"朋友圈"功能发表自身对中医药文化的认知和观点，以此实现和微信好友就中医药文化话题的交流和信息互动。

短视频作为我国新媒体产品的典型代表，在短短几年时间内迅速崛起，截至 2020 年 12 月，我国的短视频用户规模达到了 8.73 亿人次。[1] 如此庞大的用户规模为信息传播的传受双方提供了极为稳定的用户基础。短视频的制作流程和技术工艺要求相对简单，并不需要专业的表达方式或高标准的团队合作，有时候甚至只需要一部智能手机和几款短视频制作软件，便可完成短视频的拍摄、剪辑、配音、发布等制作流程。短视频正是凭借简单化的生产流程、较低的制作门槛、较强的互动性和交流性等特征在短时间内迅速崛起。中医药文化的传播也借短视频发展的东风得到了一定程度的发展，不仅有关于中医药典籍、中医药理论、中医药处方等专业内容的讲解，还有中医名家在线答疑、中医养生等主题直播活动。短视频凭借短小而精悍的视频内容，可以有效地利用其用户的碎片化时间，使受传者在休闲娱乐间隙便可获得丰富的中医药文化信息，从而更加精简化和高效化地传播目标。[2]

中医药文化借由新媒体进行传播是大势所趋和时代必然。因为新媒体技术提供了中医药文化传播所需要的种种条件。其一，信息生产流程便捷。新媒体技术的发展降低了内容生产的技术壁垒和专业要求，传播者可以利用新媒体社交平台的功能随时随地发布中医药文化信息，大大缩减了传统媒体时代的生产环节。其二，信息传播范围广泛。以微博、微信、短视频为代表的新媒体平台，发布者不再局限于指定的个人或媒体，一改以往单线性的信息传播流程。其信息的传播线路大都以一对多的方式进行，信息可以在短时间内得到迅速的扩散，传播的范围和效率得到了前所未有的提升。其三，信息交流互动性高。新媒体技术强调信息交流的迅速反馈，在中医药文化的传播过程中，新媒体技术的强互动性特点便体现在了对中医药文化科学性的交流和监督层面。这种即时性的信息反馈机制能够有效保障中医药文化信息的准确性。[3]

---

① 中国网信网：《中国互联网络发展状况统计报告》（第 47 次），http://www.cac.gov.cn/2021-02/03/c_1613923423079314.htm，2021-03-01。

② 严璐：《新媒体传播在实现中医健康养生文化创造性转化的作用研究》，湖南中医药大学硕士学位论文，2019 年。

③ 唐小霞：《中医文化的新媒体传播研究》，湘潭大学硕士学位论文，2015 年。

第三节　中医药文化的传播类型与实践向度

中医药文化的传播过程不可避免会涉及传播的五个要素，即传播者、受传者、信息、媒介和反馈。中医药文化一方面涉及药理知识，具有诊疗功能所要求的专业性和科学性，另一方面又和每个人的身体健康和生活习惯息息相关，具有通俗性和普遍性。因此，中医药文化的传播过程的各个环节都要兼顾这两方面的内容。

随着社会文化经济水平的发展以及人民群众对健康体魄要求的提高，中医药文化的传播者类型日益丰富起来，仅从传播者的角度定义传播类型难免有所疏漏。本节将从受传者对中医药文化内容的需求角度切入，对其使用目的进行分类。第一类是以习得专业的中医药理论知识为前提，以成为中医药行业从业者为职业选择，最终目的是治病救人。第二类是以求医养生为目标，他们接受中医药文化是为了更清楚地了解自身健康程度，通过改善生活习惯或配合医生治疗方案而获得更强健的体魄。第三类则是以商业性、文化性经营为目的，这类传播者将中医药文化的传播作为发声途径，从而获得文化收益或者经济利润。此分类标准能够在一定程度上判别出中医药文化的特定传播场域，从而可对传播者、受传者做出明晰的分辨。

一、人内传播：中医药理论的习得内化与辨证论治

"人内传播，也称内向传播、内在传播或自我传播，指的是个人接受外部信息并在人体内部进行信息处理的活动。"[①] 人内传播就是组成社会传播系统的最小单位，是在个人体内进行的信息传播活动，即人体可以通过自身的信息接收系统（感官系统）和信息传输系统（神经系统）来进行信息传递。结合中医药文化的传播过程，人内传播主要体现在两个层面，一是以习得专业的中医药理论知识为目标的习医者或以提升自身能力为目标的中医药从业者，他们是以中医药行业从业者为职业选择，最终目的是治病救人，因

---

① 郭庆光：《传播学教程》，北京：中国人民大学出版社，2011年版，第61页。

此在对中医药文化的理解上要求准确和科学。习医者或从业者在通过身体的感觉器官接收中医药理论知识的时候，信息将通过自己体内的神经系统传导到大脑，继而进行信息的理解和加工。二是当习医者成长起来成为一名合格的中医并对患者进行诊断的时候，患者的病症信息同样也会通过医生的感官系统接收、神经系统输送而传递到大脑，并对患者的疾病进行一个辨证论治的过程。人内传播的特点就是信息的生成、传播以及反馈均是在个体的体内进行，其编码和解码的过程均不被个体以外的主体感知。这种个体体内进行信息处理的方式具有一定的封闭性和保密性，但是由于所有的信息处理过程均在个体体内完成，因此信息传递的每一个环节都容易受到个体主观性的影响，所以最终的信息传递结果主观意向性会较为明显。

二、人际传播：言传身教的传受与朴素的医患互动

"人际传播是个人与个人之间的信息传播活动，也是由两个个体相互连接组成的新的信息传播系统。"① 人际传播和人内传播最大的不同在于，人内传播是发生在个体生命内部的信息传递活动，而人际传播却是在不同个体之间进行的信息传递活动。人际传播活动是最典型的社会传播活动类型，它可以直接反映出人类社会活动中的人际关系。人际关系涉及社会、政治、经济、文化等领域。无论在何种时代，基于何种传播技术，中医药文化的传播均需要以肯定关系为传播前提。实际上，任何行业最典型的传播活动都是人际传播。

在早期的中医药文化传播过程中，最重要的便是"师承一脉"的传承方式。这种传承方式需要以言传身教为前提，通过面授的方式予以推行。因此，中医药文化的传播在习医者和从业者的层面具有典型的历时性、传承性的纵向发展过程。无论采取何种传播方式或者传播内容，均需要以肯定人际关系的存在作为前提，在传播者与受传者之间进行信息的交流，从而在互动中发展关系。

在习医者和从业者的传播层面，中医药知识的传播多是基于师徒、父子、同道等人际关系进行的，人际传播的开展以密切的社会人际关系为前

---

① 郭庆光：《传播学教程》，北京：中国人民大学出版社，2011年版，第71页。

提。在习医者和从业者的传受关系中，传播者居绝对主导地位，其学术权威和知识储备以实际诊疗经验为验证和依托，需要凭借足够丰富的实战经验而被受传者信服。在人际传播中，传播者的行为、言语、表情、动作等均可以成为传播的重要信息。在习医者和从业者的传播关系中，"师徒"无需凭借外部的媒介信息，便可以进行信息的有效交流，传播的速度、反馈的速度以及传播的信息量能够得到有效的提升。除此之外，由于没有媒介参与，患者个人信息、诊疗方案等信息的干扰因素也会减少，对于中医药诊疗信息的保密性和安全性也是一种有力的保障。

孙思邈在《千金方》中曾经对中医药行业的从业者提出过明确的要求。首先，从医者必须"博极医源，精勤不倦"，需要具有完备的从业能力，能够依靠精湛的医术治病救人。其次，从医者需要具有"大慈恻隐之心"，能够在看到患者身患疾病之时感同身受，以至诚至善的态度对待患者，切不可凭借一技之长而"自逞俊快，邀射名誉"。①

中医药文化传播的第二类人群是以求医养生为目标，他们接受中医药文化的目的是更清楚地了解自身的健康状况，通过改善生活习惯或配合医生的治疗方案而获得更强健的体魄。对于这类人群而言，其接受中医药诊疗的过程也可以体现人际传播的特点。从古至今，中医讲究"望、闻、问、切"的面诊方式。在望诊的阶段，医生通过对病人的神态、肤色、体态、舌象、病灶等状态进行视觉观察；在闻诊的过程中，中医通过对病人说话的声音、咳嗽的音量、喘息的情况等进行判别，或者通过嗅觉对病人的口臭、体臭等气味状态进行判断；在问诊的过程中，中医需要向患者或者其家属询问发病的时间、症状、既往病史、生活习惯等具体问题；在切诊的过程中，中医需要进行切脉处理，通过按压腹腔、胸腔等部位判别病情等。经过望、闻、问、切的施诊手段之后，中医便进入辨证治疗的阶段。与西方医学相比，传统中医对于相关的检查机器辅助的依赖性较低，更多的是依据医生的诊断经验以及医案记录来辨证处理。中医的施诊过程需要根据患者不同的感受和诊疗的不同阶段进行，因此需要和患者进行频繁的接触和问询，目的是帮助患者尽早地结束诊疗过程，恢复健康。对患者而言，与医生进行的每一次交流，一

---

① 孙思邈：《千金方》，李春深编注，天津：天津科学技术出版社，2017年版，第1—2页。

方面是自己作为传播者向医生传递自身身体健康情况和患病感受的过程，另一方面也是自身作为受传者接受诊疗信息的过程。患者在与中医交流的过程中，可以了解自身的健康问题，也可以获取更多的治病、防病的信息，而这些治病、防病的信息可以在日后用于与其他病友或朋友的交流。基于此，口碑传播对于中医药文化的传播也是一种有效方式。

三、群体传播：医疗机构的社交媒体传播与互动实践

群体是人与社会相关联的纽带，不同的群体可以联结成社会集体。群体以实现共同目的作为同一目标，以获得"我们"的集体意识作为主体共同的文化理念。群体传播就是将集体意识幻化为个人具体行为方式的过程，是将集体目标与个人行为方式进行融合的传播过程。新媒体时代到来之后，受传者获取信息的渠道有了更丰富的途径，因此基于共同兴趣和爱好的人群可以不再受时间、地域、语言的拘囿，可以借用网络平台进行兴趣爱好的交流。正如延森所说："传播不仅塑造着社会同时还预示着社会的发展，应对其间已然发生的、尚未发生的、即将发生的以及应当发生的事件。交流给个体想象插上翅膀，传播带动集体成就的飞跃。"①

微博、微信作为国内新媒体信息技术重要的媒介产物，为大众提供了发声和交流的平台。在新的媒介生态下，医院纷纷开通微博、微信账号，搭建移动 App 平台，可谓"百花齐放"。四川大学华西医院的微信公众号用户数量已达 20 余万，在医院类微信公众号中影响力排名前十。据有关学者对截至 2017 年 8 月 7 日四川大学华西医院微信公众号所发布内容的统计分析，该公众号共计 131 篇文章，其将近 50％的文章阅读量均达到 10 万以上，其中仅 2 篇文章阅读量低于 1 万。② 该公众号文章风格活泼，语言通俗易懂，内容以图片、文字、视频多种形式呈现，寓教于乐，可以帮助读者在轻松愉悦的氛围中获得医学知识，帮助传播者与受传者搭建良性互动的阅读氛围，对于医学知识的传播也起到助推作用。

---

① 延森：《媒介融合——网络传播、大众传播和人际传播的三重维度》，刘君译，上海：复旦大学出版社，2015 年版，第 4 页。
② 张娇、李浩源、杨龙成：《新媒介生态下医院健康传播发展路径探析》，《传播与版权》，2018（04），第 95－97 页。

　　"人卫中医"微信公众号在普通的中医药爱好者群体中的普及度较高。该公众号由人民卫生出版社中医部主办，内容多集中于摘录该社书稿中一些中医药常识信息，比如针灸、养生、经络等；内容经由社内编辑、微博编辑的审核，可信度和科学性较高。该公众号在搭建完成之后，逐渐形成粉丝社群，粉丝们参与留言、分享、点赞等，并进行信息的交流与讨论，甚至有时还会举行线下见面会共同讨论中医药、养生等方面的知识。这种借由网络微博、微信社群、线下集会等方式进行的中医药文化交流便是典型的群体传播。处于同一个兴趣爱好群体的圈层会形成一套群体认同的价值理念和行为规范。这套行为规范和价值理念，会对群体内人员的行为进行相应的约束，在这个基础上，群体内成员也会对群体外成员产生一定的排斥和抗拒心理。如若群体外部的成员对群体的价值观念或规范反对或产生了质疑，那么群体内部的成员则会集体抵抗群体外成员，由此维护群体内部价值观念的崇高性和理念的一致性。

四、组织传播：中医药企业内部运行与外部运营的保障

　　人际传播、群体传播和组织传播的共同点是以人际交往活动为基础。相比人际传播，组织传播最主要的特征是组织内有明确的秩序划分，有严密的结构秩序。组织传播需要以"组织"作为传播者主体，进行定向的传播活动。因此，中医药行业在进行组织传播的过程中，其传播者就需要由政府部门、教育机构、医疗企业、学术团体等担当，个人无法单独成为组织传播中的传播者。

　　依据组织传播中信息传递的方向，我们一般将组织传播划分为组织内传播和组织外传播两种类型，而组织内传播又可以分为上行、下行和平行三类。上行是由组织内下层向上层进行定向信息汇报，下行则是由组织上层向下层进行信息传达，平行则是平级部门之间进行信息的沟通与联络。当然，非正式的组织传播过程也包括了人际传播和群体传播内容。在新媒体技术诞生之前，组织内信息传播的形式多以纸质版文件、会议传达、座谈会等形式展开。而在新媒体技术发展之后，组织内部越来越多的传播主体便开始借由微博、微信、网络社群等网络虚拟组织的形式展开。组织内部成员身份不再有上下级的区隔，而是经由共同认同的网络身份进行信息的传递。基于网络

组织社群的传播，不仅可以增加网络社群中人员交流的机会、扩张组织人员，还可以提升组织内信息传递的速度和效果，推动中医药文化的对外传播进度。

组织外传播又可以分为组织内信息的输入和组织外信息的输出两个部分。组织内信息的输入是指组织内成员主动积极地获取组织外部对于组织的评价或者反馈，从而依据这些外部数据对组织内信息的传递做出整改或者完善。一些中医药管理部门、科研机构会成立舆情监控部门，借由舆情监控系统及时准确地观测组织外部的信息，并且依据该信息对组织内部管理体系或人员结构进行整改或完善。一些中医院会鼓励患者在诊疗结束后对医生的服务做出星级评价，这便是征求中医院组织外部信息的重要方式。而向组织外部成员进行传递的过程同样有利于中医药文化信息的传递。相关政府部门、中医药院校、学术组织、中医药企业等均可以在新媒体平台上向组织外部成员进行中医药文化的宣传和推广，这是中医药文化"走出去"的关键一步，也是中医药文化对外传播交流的主力渠道。

五、大众传播：中医药知识的大众普及与文化宣传

大众传播是近些年尤其是新媒体发展以来最具普遍性和代表性的媒介传播活动。与以往的传播形式不同，大众传播必须借助专业化的媒介组织充当信息媒介，必须以社会上一般大众为传播对象，信息量大、受传者面广、技术性强是其最明显的时代特征。大众传播自产生以来，就是人们获得信息的主渠道，也是现代社会最重要的信息系统。由于大众传播的传播者是专业化的媒体组织，而受传者是普通大众，信息传递过程中能量的不平等会导致信息传递的单向性。普通的群众将会成为海量信息的接收者，会成为媒介信息的靶子。受传者为了避免在海量信息中迷失自己，便需要不断提升判断力。同时由于缺少反馈的渠道，受传者和传播者的互动程度会大幅降低。这时的传播主要承担社会教育的功能。这也是大众传播的重要任务之一。

大众传播经由社会媒体一方面向公众传播大量的知识、价值理念以及行为规范，另一方面也以自身作为媒介载体，助力社会信息的传承和延续。这些对于中医药文化的传承和推广是十分重要的。但是，我们也要看到，大众传播带来的浅薄化阅读趋势在新媒体时代表现得尤为明显。新媒体时代的信

息具有海量化、平面化和碎片化特征，深层的阅读现如今显得尤其稀有。社会公众更习惯于在网络社交媒体上被动地接收系统基于个人兴趣爱好所推送的内容，长此以往，将对自我系统学习的能力造成严重影响。我们无法否认新媒体时代大众传播为中医药文化传播带来的巨大变革，同时也要意识到新媒介技术的变革对深度学习能力的威胁和影响。

当然，在中医药文化新媒体传播实践活动中，以上五种传播形式并不是相互独立的，而是彼此协同互相配合的关系。在新媒体时代，中医药文化传播需要我们发挥媒介技术所长，尽可能消弭其负面影响。

第四节　中医药文化传播内容的构成要素

中医药文化内容博大精深，准确地界定和合理规范中医药文化的内涵是我们继承和发展中医药文化的前提条件。有学者指出，要把握好中医药文化的内涵，需要理清楚中医药文化和中国传统文化、中医药事业以及中医药文化内部各要素的关系。[①] 该观点对中医药文化内涵的边界问题进行了详细探讨，但是中医药文化的发展离不开中医药事业的推动，同时中医药文化也是隶属于中国传统文化的一部分，基于关系理论的这一内涵论述仍旧难免含混。因此，本节内容便不再具象提炼中医药文化的具体内涵，而是基于新媒体环境的时代背景，对中医药文化在国内传播媒介中的具体传播内容进行总结概括，以此强调中医药文化在现当代传播媒介中的具体表现。

一、传统医学内容：中医药文化体系脉络的传承

记载着中医药文化精粹的部分中医药典籍是中医药文化传播过程中的重要内容和中医药文化传承的理论支撑，成为中国传统文化的重要组成部分。几千年历史长河中，我国的中医药名家淬炼出一部部鸿篇巨制。在新媒体盛行的当下，越来越多的传播内容是从中医药典籍的角度出发，不断探究和挖

---

① 张景云、田悦戎：《构建中医药文化国际传播理论体系》，《中国国情国力》，2018（12），第16—18页。

掘其内蕴藏的深厚文化内涵。例如，中央电视台科教频道《健康之路》节目，在2021年1月21日和22日，连续两期引用《黄帝内经·四气调神大论》的内容，即"冬三月，此为闭藏。水冰地坼，勿扰乎阳，早卧晚起，必待日光，使志若伏若匿，若有私意，若已有得，去寒就温，无泄皮肤，使气极夺。此冬气之应，养藏之道也；逆之则伤肾，春为痿厥，奉生者少"①。建议冬季以温阳的方式进补。

中医药典籍不仅能够借助新媒介技术进行有效传播，中医药处方同样也可以借由新媒体平台发挥自身的价值。中医药处方是现代中医药文化的重要组成部分，处方药物有严格的炮制工艺要求，不仅需要保留原汤药的成分配比，同时还需要实现外在形态的别无二致。中医处方药物以克重为计量单位，通过不同药剂的合理搭配实现药效功能的最大限度发挥。《养生堂》2010年11月16日至12月2日的节目中，曾介绍过清朝名医王清任《医林改错》中的一个方子。这个方子叫补阳还五汤，在200多年的时间里，为后世医家所沿用，是治疗中风后遗症的经典名方。《医林改错》记载："此方治半身不遂，口眼歪斜，语言謇涩，口角流涎，大便干燥，小便频数，遗尿不禁。""直到今天，补阳还五汤仍为治疗中风瘫痪不可多得的有效良方，被国内外医学界予以高度评价。"② 中医除了药物治疗，还特别推崇食疗，尤其是粥方。粥可以滋补脾胃，易于吸收。张仲景在《伤寒论》中介绍第一个方子桂枝汤的时候，就提到了"啜热稀粥"。根据补阳还五汤行气活血的理念，李铮医生为大家推荐了一个粥方：黄芪15克，党参15克，鸡血藤15克，核桃仁2个，桃仁10克，薏苡仁米或者粳米，同煮粥，熬稀烂，挑出药物服用，主治中风后遗症期，能够起到益气养血、祛瘀通络的功效。

在2021年5月5日至5月7日，中央电视台科教频道《健康之路》连续三期播出了主题为"大医传承之宝"的节目内容。第一期着重介绍了中医皮外科的创始人赵炳南先生研制的传承之宝——由22味中药组成的黑色拔膏棍，用以治疗因为病毒感染导致的局部增生、跖疣、鸡眼问题。第二期则介绍了由我国治疗肝病的一代著名中医关幼波先生推荐的健脾疏肝丸、健脾

---

① 《黄帝内经》，李郁、任兴之编译，支旭仲主编，西安：三秦出版社，2018年版，第7页。
② 邓红旗：《益气复聪汤对脑血管病恢复期疗效探讨》，《中国现代药物应用》，2003，7（11），第113—114页。

消长颗粒和健脾温肾清化方。第三期则介绍了中医典型诊疗手段——火针，通过针的效应和热的效应可以达到治疗 100 多种常见疾病的功效。

除此之外，中医医案也是中医药文化传播的重要内容。"医案又称病案，是医生治疗疾病时辨证、立法、处方用药的连续记录。"[①] "医案内容包括患者姓名、职业、地址、辨证、病理、治疗等。从古到今的医案，既有丰富的医学理论和众多的医疗经验，又有辨证方法和处方用药。"[②] 因此中医医案不仅能够充分体现中医名家的学术观点和临床经验，同时也可以为后世的医案发展奠定坚实的基础。2021 年 5 月 21 日《养生堂》一期主题为"宫廷医案里的养生法"的节目介绍了清宫医案，其中记载了很多太医为慈禧治病的医案。而太医在为慈禧治病时，经常用到的方法就是调肝，清代御医佟阔泉曾说"万病调肝"，通过调肝可以治疗诸多病症。张京春根据"万病调肝"的理论，总结出调肝治疗心律失常和高血压的特殊方法，临床应用取得了让人满意的效果。借由医案信息，中医药行业从业者可以学习和了解病例的具体病症，实现理论和实践经验的积累，从而在日后的施诊过程中对症下药。而对于中医药文化的爱好者而言，学习更多的中医药医案可以增加养生知识，对于自身疾病的防治也可以稍有了解。

二、现代品牌意识：中医药文化现代性传播的创新

除了传统中医药文化知识的继承和传播，现如今的中医药文化还增添了现代化文化品牌建设的内涵。尤其是在全球竞争激烈化和后疫情时代，在政治、经济、文化、医疗等多方面体现出竞争优势的中医药文化内涵亟须进一步的挖掘和扩大。

首先，体现在中医药企业品牌故事的创建层面，要结合企业自身的历史渊源，提高企业的品牌意识。中国驰名老字号中医药品牌北京同仁堂，是我国中医药行业的领头羊。作为经营百年的中医药老字号，其品牌意识就较为明显。在品牌创立之初，同仁堂便统一了店名题字的字体，并在药剂包装上打上"同仁堂"字样。同时，紧跟社会时代的发展要求，不断地以新闻报

① 吴敬农：《常用中医医案书写八法》，《江苏中医杂志》，1980（03），第 55—56 页。
② 贺慧娥：《中医医案核心价值研究》，湖南中医药大学硕士学位论文，2014 年。

道、电视剧广告植入等方式进行品牌宣传。1989年，国家工商管理局将全国第一个"中国驰名商标"授予了同仁堂。[①] 而与北京同仁堂、杭州胡庆余堂和广州陈李济一道被誉为中国"四大药店"的广誉远国药同样是有几百年历史的国药品牌。广誉远国药创始于1541年，在经历了将近五百年发展历程之后，"凭借丰厚的历史底蕴、强力的市场整合和前瞻的全球发力，在'一带一路'时代新常态下焕发出了新的生机，并于2006年成为首批国家商务部认定的'中华老字号'品牌，成为中药领域的典范企业"[②]。

其次，可利用影视剧创作为中医药文化的传播提供强有力的传播内容。如《神医喜来乐》《大宅门》《大国医》《本草药王》《大明圣医李时珍》《女医明妃传》等电视剧从不同的时代背景和叙述角度呈现了中医药名家救死扶伤的职业素养和情怀。21世纪初，由中央电视台与河北电视台合作出品的电视剧《神医喜来乐》一经播出便受到了观众的一致好评。该电视剧讲述了清末直隶沧州的乡下郎中喜来乐进京开医馆，以巧思妙想治疗疑难杂症，并且作为"小人物"与京城显贵斗智斗勇的故事。神医喜来乐故事发生的背景为清末社会动荡时期，对中医以"民间英雄"的身份进行了强调。之后的《大国医》《女医明妃传》等影视作品不同程度地体现出中医药文化承载的悬壶济世、兼济天下的圣贤理想。

第五节　中医药文化传播主体的多元化

中医药文化是融合哲学、医学、史学、文学等学科知识于一体的文化类型，其继承和传播无疑是一项宏大且系统的工程。想要对中医药文化的传播途径获得较为清晰的了解，势必要对其传播环节进行深入的解剖和判断。本节试图从规模和性质切入，对传播主体进行归类，以此明确中医药文化传播的相关环节。

---

① 张萍、南竹、文登女：《中医药界第一品牌同仁堂的制胜之道》，《商业经理人》，2002 (03)，第10—17页。

② 张恒军：《广誉远国药：让中医药文化走出去》，《商业文化》，2017 (30)，第30—35页。

一、个体主体：中医药从业者对中医药文化的传播与推动

中医药行业从业者在中医药的传播中发挥着不可替代的重要作用。这些从业者在高度认同中医药文化的同时，对相关法律条文和民众的健康需求有更加清楚的了解，也更加重视针对文化认知进行适当的调整。针灸在美国的成功传播就是中医药行业从业者作为中医药传播重要力量的十分典型的一个例子。在美国的中医药行业，从业者一方面通过成立相关行业协会和学术组织的方式建立全国性和地区性中医社群联盟，另一方面通过义诊、举办学术会议、建立并推行行业标准、推动行业立法等方式，提升美国民众对针灸的认知度、美誉度和认可度，促进了针灸在美国的成功传播。[1] 中医药行业从业者的工作使各种中医药疗法更具生命力，增加了中医药文化传播的张力。

为了更好地发挥中医药行业从业者在中医药传播中的作用，近年来相关政府部门在全国范围内评选国医大师，在中医药领域甚至全社会范围内引起了广泛关注。通过评选国医大师，中医药行业建立和完善了中医药人才培养和激励机制，帮助更多中医药行业从业者继承弘扬这些国医大师的医德医风、中医药学术思想与临床经验，对中医药事业的发展具有积极重要的影响。

二、组织机构：行业组织者对中医药文化的指导与规范

（一）行业学会、协会

行业学会和协会在中医药文化传播过程中可以从专业角度进行指导，从而得以为整个行业科学地制订传播计划，并且在传播过程中起到监督促进的作用。近年来，国家中医药管理局将工作重点之一放在中医院文化建设工作上来，以推进中医药文化的传播。

为了更好地完成相关工作，国家中医药管理局制定实施了《关于加强中医医院中医药文化建设的指导意见》《中医医院中医药文化建设指南》，将一

---

① 李思乐：《多元传播主体共进下的中医国际传播：现状与思考》，《对外传播》，2020（04），第57—59页。

大批中医医院设立为中医药文化建设试点单位。各试点医院在国家中医药管理局的统筹下，结合自身优势，开展了以下几方面的工作，以推动建设中医医院文化，促进中医药文化的传播：一是牢牢把握好医院文化建设的主要内容，在医院价值观念体系、环境形象体系、行为规范体系的基础上，突出体现中医药文化的主要特征，并通过多种方式营造出浓厚的中医药文化氛围，同时注意与时俱进，结合时代发展趋势，不断推进中医药文化创新。二是深入挖掘并积极丰富中医药文化内涵，在医院日常工作和宣传中突出体现中医药文化中"医乃仁术""大医精诚"的核心价值理念，并以此为基础，把中医药文化建设贯穿于中医医院的建设发展和中医药文化传播的全过程，通过中医药文化展现中医药的特色优势，提升核心竞争力。三是通过开展大量的宣传教育活动来积极宣传普及中医药的观点、理念、疗效以及文化。这些试点中医医院在中医药文化传播过程中充分发挥了宣传主阵地的积极作用，向当地居民普及了中医药科学知识，使当地居民对中医药认知度显著提高，同时，也对中医药的社会地位和信誉的提高发挥了十分积极的作用。四是许多中医医院在室内外装修方面选择了中式风格的设计方案，从环境上营造了浓厚中医药文化氛围，通过沉浸式的方式向当地居民宣传中医药文化。①

除了推进中医医院文化建设，国家中医药管理局从 2007 年开始推行中医"治未病"健康工程。为了推进中医药更好地服务于百姓健康，国家中医药管理局在全国范围内分四批共计确定了 173 所中医预防保健服务试点单位，同时规定全国大型中医医院（包括二级及二级以上）必须建立"治未病"科，为当地居民提供"治未病"服务。② 全国各地相关单位积极响应国家中医药管理局的政策开展"治未病"健康工程。

世界中医药学会联合会（以下简称"世中联"）和世界针灸学会联合会（以下简称"世针联"）是中医药领域内最重要的两个协会组织。凭借非凡的号召力和影响力，"世中联"和"世针联"在全球中医药文化传播中发挥着重要作用，是加强中医药文化传播的理想场域。这两个协会中，"世中联"

---

① 毛嘉陵、康赛赛、王晨等：《中医药科学文化传播的战略分析（一）》，《中医药通报》，2019，18（06），第1—6页。

② 中国中医药管理局：《"治未病"不再被误认为"治胃病"》，https：// www．satcm．gov．cn/xinxifabu/shizhengyaowen/2019—09—12/10865．html，2021—03—01。

规模体系较大，"在全世界 65 个国家和地区拥有团体会员 239 个。在促进中医药文化传播方面，'世中联'通过构建世界中医药大会、区域合作会议和世界中联专业委员会会议三级学术会议平台"①，实现了世界范围内、区域内以及国内三个级别各类中医药资源的有效整合和辐射传播。"世中联"还大力推进中医药的标准化进程，发布 21 部中医药相关国际标准以助力中医药的传播。其中，《中医基本名词术语中英对照国际标准》已于 2008 年出版，向世界中医药学联合会 56 个国家（地区）186 个会员推荐使用，大大方便和规范了中医药英语术语传播。②

与"世中联"相比，"世针联"更加专注于针灸文化的传播，通过组织世界针灸学术大会、推进针灸术语标准化、建立行业国际标准、编辑《世界针灸杂志》等专业期刊和出版《国际针灸学教程》等方式③，持续巩固并强化针灸在世界各国良好的传播效果，并且以点带面，为中医药文化的传播提供助力。

（二）中医药科研机构

中医药科研机构（包括中医药院校、科研院所）是中医药人才和学术力量的主要聚集地。这些科研机构通过院校合作等方式参与到中医药的学术交流和文化传播中来，为中医药学术对话和深层次传播创造了广阔空间。如中国－阿联酋中医药中心、中国－法国中医药中心、中国－荷兰中医药中心、中国－巴基斯坦中医药中心等相继成立。以北京中医药大学为例，为了给诸多来华外国人提供中医药体验平台，北京中医药大学与国家汉语国际推广领导小组办公室合作建立了汉语国际推广中医药文化基地，使得这些拥有不同文化背景的外国人能够更加全面地接触中医药文化，提高对中医药文化的认同。此外，北京中医药大学还加强与澳大利亚、俄罗斯、德国等国家合作，根据各国自身风土人情，在不同国家建立不同合作模式的中医药中心。这些

---

① 余婧：《搭建学术交流资源共享平台 推动中医疼痛康复国际化发展》，《中国产业科技》，2015（01），第 33－34 页。

② 张静莎、郭义、陈泽林：《中医药标准化进程及其相关问题思考》，《中医药管理杂志》，2011，19（07），第 609－611 页。

③ 李思乐：《多元传播主体共进下的中医国际传播：现状与思考》，《对外传播》，2020（04），第 57－59 页。

举措将中医药文化传播与医学教育、科研有效地紧密结合。[①] 其他中医院校也在中医药的传播方面开展了一系列工作。例如，相关高校建立海外中医孔子学院、招收来华留学生接受中医药学历教育。这些工作有效地普及了中医药知识，传播了中医药传统文化。

（三）中医药企业

药品和疗效是中医药传播的根基，如果没有药品和疗效，中医药的传播必然会存在空中楼阁、后继无力的问题。因此，中医药文化的传播需要中医药企业的助力。知名中医药企业作为商业组织，在塑造文化品牌上比其他组织更加易于被消费者接受，在中医药文化的传播过程中具有传统优势。药品结合适当的品牌宣传策略，能将中医药文化传播的动能成功转化为势能。历史悠久的同仁堂十分重视中医药的文化传播，其在不同国家和地区推广时，会根据不同国家地区对中医药的准入政策、当地民众的文化认知等因素采取不同的传播策略，分别以药品、中成药或食品补剂方式进军东南亚、澳大利亚和欧美市场。目前已在境外 27 个国家建立包括零售终端、中医诊所、养生中心、医疗文化中心等不同形式的网点 140 余家。[②] 白云山医药集团的"华佗再造模式"也是中医药文化传播的一个经典案例。近邻战略、认证开路、营销本土化、科技国际化接轨和文化输出作为白云山医药集团传播的五大战略，帮助白云山医药持续开拓新的市场，将"华佗再造丸"远销全球六大洲 29 个国家和地区。更加值得一提的是，"华佗再造丸"已在俄罗斯、越南及韩国等国取得药品注册证书[③]，为中医药文化的传播注入了一剂强心针。中医药企业以更接地气的市场行为，为中医药文化的传播提供了良好的土壤。

---

① 李思乐：《多元传播主体共进下的中医国际传播：现状与思考》，《对外传播》，2020（04），第 57—59 页。
② 中国新闻网：《百年老店同仁堂：创新传承中医"出海"弘扬国粹》，https://baijiahao.baidu.com/s?id=1615530436355711970&wfr=spider&for=pc，2021—03—01。
③ 南方都市报：《中俄高校校长携手共商中医国际化 白云山"华佗再造模式"获高度关注》（AA03 版），2019—01—23。

三、政府机构：政府部门对中医药文化的主导与保障

我国政府在中医药文化的对内、对外传播过程中起到了至关重要的主导作用，其引导力和影响力是其他组织和个人无法比拟的。从 2007 年开始，国家中医药管理局便举办了大量的中医药文化宣传活动，用以宣扬中医药文化、传播中医药知识，其中影响最为深远的是"中医中药中国行"大型科普宣传活动。"中医中药中国行"由国家中医药管理局联合 23 个部委共同主办，在十余年间，活动范围囊括了全国 30 个省市和港澳特别行政区，数以百万计的人民群众参与了现场活动。[①] 该活动开展了极具文化特色的中医大篷车活动，邀请中医药名家在偏远地区开展大规模的义诊；为乡村和社区举办医生培训课程，帮助偏远农村和社区培养了数十万计的中医药从业人员；邀请中医药从业者到中小学进行中医药科普教学，激发中小学生对中医药文化的兴趣等。以上一系列活动的展开，有效地发挥了中医药在健康保健方面的惠民作用，极大地加深了国内民众对中医药文化的了解和认同。

政府作为行政机构和政策制定者，能够为中医药文化的传播提供政治保障，且从全局出发，对中医药文化的发展与传播起到统领作用。为了进一步提高中医药文化传播在国际范围内的影响力，早在 2003 年国务院颁布的《中华人民共和国中医药条例》便明确了"国家支持中医药的对外交流与合作，推进中医药的国际传播"的政策目标。2007 年，国家中医药管理局制定了《中医药对外交流与合作十年规划》，呈现了中医药文化在世界范围内的传播蓝图。2016 年，我国正式颁布《中华人民共和国中医药法》，进一步明确了"国家支持中医药对外交流与合作，促进中医药的国际传播和应用"的法律责任。2016 年，中国国务院新闻办公室发布了《中国的中医药》报告。报告显示，中医药已在全世界 183 个国家和地区得到传播，中国已同其他国家政府、地区主管机构和国际组织签署了多达 86 个关于中医药的合作协议。中国外文局当代中国与世界研究院在 2019 年联合发布《中国国家形象全球调查分析报告 2018》指出，目前已有 50％的海外受访者认为中医药

---

① 毛嘉陵、康赛赛、王晨等：《中医药科学文化传播的战略分析（一）》，《中医药通报》，2019，18（06），第 1—6 页。

是最具有中国文化元素的形象代表。①

　　中医药文化在国家形象构建中的作用日益显著，中医外交也快速地完成了从理念到实际的发展，成为继乒乓外交、熊猫外交、奥运外交、高铁外交之后中国又一个外交王牌。近几年在各类双边和多边外交场合中，中国政府多次向其他国家推介中医药文化。2010 年，在皇家墨尔本理工大学中医孔子学院授牌仪式上，时任国家副主席习近平指出，"中医药学凝聚着深邃的哲学智慧和中华民族几千年的健康养生理念及其实践经验，是中国古代科学的瑰宝，也是打开中华文明宝库的钥匙"。在上海合作组织 2013 年的成员国元首理事会上，中国政府提出，"中方愿意同各成员国合作建设中医医疗机构，充分利用传统医学资源为成员国人民健康服务"②。2017 年，中国与巴西、俄罗斯、印度、南非等国召开了金砖国家卫生部长会议暨传统医药高级别会议，参会各国共同发布《金砖国家加强传统医药合作联合宣言》。这份宣言的发表进一步促进了中医药文化的传播，标志着中医药将为全球人类健康和卫生治理作出更大贡献。2017 年，中共中央总书记、国家主席习近平与时任世界卫生组织总干事陈冯富珍共同出席了中国向世界卫生组织赠送针灸铜人雕塑仪式，这充分体现了国家为带动中医药全面走向世界而制定的"以针带药"的传播策略，提升了中医在国家各项外事工作中的地位，取得了极为丰硕的传播效果。③

　　与此同时，国家中医药管理局为响应"一带一路"倡议，与国家发改委联合发布《中医药"一带一路"发展规划（2016—2020 年）》，确定了先内后外、以外促内、先文后理、先非（即非药物疗法）后药、先易后难、先点后面、先民后"官"、以民促"官"的"六先六后"传播策略。④ 同时，该发展规划计划进一步积极推动各类中医药中心和基地建设，"支持范围全面涵盖中医药健康服务业国际化建设、中医药文化国际传播、中医药产品国际

　　① 殷忠勇：《身国共治，援医弘道：传统中医药文化的时代新蕴——论习近平总书记关于中医药的系统论述》，《南京中医药大学学报》（社会科学版），2020，21（02），第 87－92 页。

　　② 中国中医药报：《2013 年中医药十大新闻揭晓》（第 1 版），2014－01－22。

　　③ 李思乐：《多元传播主体共进下的中医国际传播：现状与思考》，《对外传播》，2020（04），第 57－59 页。

　　④ 刘新鸥、申俊龙、沈永健：《从社会认知角度浅析中医药文化传播》，《环球中医药》，2016，9（02），第 187－189 页。

市场标准化体系构建"① 等几大方面，建立起多形式、多层次、多渠道的中医药文化传播体系，提高了中医药文化在社会上的影响力。

2020 年新冠肺炎疫情暴发，对世界各国人民的生命健康造成了巨大的威胁，也给世界各国的医疗健康体系带来了巨大的考验。在抗击新冠肺炎疫情的过程中，中国的中医药诊疗方案经过不断完善和改进，最终形成了极具中国特色的诊疗方案和"三药三方"等一批有效的中药。中国不仅毫无保留地同世界各国分享了中医药防控救治经验，也凭借着中医药切实有效的诊疗效果诠释着中医药文化治病救人的精神内涵。借此契机，我国中医药管理部门也主办了一系列活动，对中医药在抗击新冠肺炎疫情中的积极作用予以肯定，比如外交部和国家中医药管理局主办的"中医药与抗击新冠肺炎疫情国际合作论坛"、中华中医药学会主办的"第二届中医药抗疫与传承创新发展研讨会"、国家中医药局和国务院国资委举行赴境外中医抗疫医疗队荣誉证书奖杯颁发活动等。这一系列活动的举办，不仅展示了中国政府机构在中医药文化传播过程中的职能优势，更充分彰显了中医药博大精深的文化底蕴与历久弥新的时代价值。

---

① 《中医药能否熬过寒冬？》《环球市场信息导报》，2015（40），第 50 页。

第四章　翻译作为中医药文化话语体系
传播的媒介

随着全球一体化的到来，世界经济飞速发展，各国之间的文化交流也日益频繁，中国传统文化在外因（全球一体化）和内因（政府大力倡导）的共同作用下，传播范围大大拓宽。西方世界对中国传统文化的关注点由道家儒家传统文化慢慢向其他领域延伸，如饮食、书法、绘画、服饰、文学和中医药等。与此同时，中国传统文化的传播途径也有了较大拓展。各种由政府组织或由民间自行开展的文学文化交流活动都大大推动了中国传统文化的交流与传播。

大量具有鲜明中国特色的话语产生于此类文化交流过程之中，这些独具中国特色的话语成为西方世界认识中国、了解中国文化的重要途径。所以，关于此类话语的译介与传播研究至关重要。吴赟认为中国特色对外话语体系译介与传播研究需以"话语生成→话语翻译→话语传播→话语接受"环环相扣的四环为研究框架，聚焦中国特色对外话语翻译传播的政策、举措和效用，探寻中国对外话语体系译介和传播之于中国公共外交宏观战略的地位和作用，为进一步增强对外话语传播能力、构建和提升中国形象提出战略对策。[1] 她进一步指出，中国特色对外话语体系研究总体包含五个问题系：(1)话语生成问题系；(2)话语翻译问题系；(3)话语传播问题系；(4)话语接受问题系；(5)战略对策问题系。[2] 而"话语翻译问题系"主要从翻译主体

---

[1]　吴赟：《中国特色对外话语体系译介与传播研究：概念、框架与实践》，《外语界》，2020 年(06)，第6页。

[2]　吴赟：《中国特色对外话语体系译介与传播研究：概念、框架与实践》，《外语界》，2020 年(06)，第6—8页。

（主要为译者）、翻译过程、翻译策略和方法以及译文忠实度这几方面展开讨论。[①] 人类文化是各个国家、各个民族交流融合的产物，而语言障碍是不同文化之间交流与融合的绊脚石，不同文化之间的交流必须依靠翻译来完成，翻译活动（包括口译活动和笔译活动）是各国文化交流的主要手段。翻译不仅是单纯的语言转换，还是不同文化之间的交流和融合。本章将从"话语翻译问题系"的角度，深入地讨论中医药文化话语体系的翻译与传播。

第一节　中医药文化英译史的梳理

"中医"和"西医"相对，是以中国传统哲学为理论基础的一门具有中国特色的医学体系。中医历经千载，代代相传，是中国人民在日常生活中治疗疾病和预防疾病的经验总结。一说中医诞生于原始社会，至春秋战国时期已形成较为完备的中医理论，之后历代均有总结发展。由于早期文本史料的缺失，我们很难对中医的起源有一个较为准确的定论，但治疗本身就与人类发展的历史同步，早在文字诞生之前，甚至早在语言诞生之前，治疗就已经与人类的生活息息相关。

相较于中医起源的难以追溯，中医的传播和交流轨迹稍显清晰。根据李经纬的研究，早在秦汉之际，中医就已传入日本、朝鲜、越南等地，对汉字文化圈国家影响深远，如日本医学、韩国韩医学、朝鲜高句丽医学、越南东医学等都是以中医为基础发展起来的。但此期间鲜有关于翻译活动的记载。[②] 公元 11 世纪前后，中医药学传入阿拉伯国家，间接影响了中世纪的欧洲医学。而直到 17 世纪，中医才开始了漫漫西传之路。[③] 付明明基于马堪温的统计数据将中医英译史分为以下四个阶段：

第一阶段：以外国人为英译主体的中医西传（17 世纪—1840 年）。

第二阶段：中医英译的实践探索阶段（1840 年—1949 年）。

---

① 吴赟：《中国特色对外话语体系译介与传播研究：概念、框架与实践》，《外语界》，2020 年（06），第 7 页。

② 李经纬：《中外医学交流史》，长沙：湖南教育出版社，1998 年版，第 1—21 页。

③ 邱玏：《中医古籍英译历史的初步研究》，中国中医科学院博士论文，2011 年，第 44 页。

第三阶段：中医英译理论研究初显端倪（1949 年—1989 年）。

第四阶段：中医英译"百花齐放"（1990 年—至今）。[①]

付明明的研究将外国传教士、外国学者和中国学者有关中医的英文专著都划入中医英译的范畴之内。准确地讲，这类专著是这些作者的著作，并不是翻译。但其间涉及中医药文化的部分，大多是由外国传教士或中国学者通过人类学访谈和田野调查加上自己的阅读对中国中医药文化进行的"文化翻译"。

"文化翻译"一词最早出现于文化人类学的民族志实践中。[②] 然而，"文化翻译不是专属于任何一个学科领域和任何一个特定范畴的话语，我们至少可以在翻译研究，民族志研究和后殖民研究中频繁看到它的影子"[③]。在翻译研究视域下，最早对"文化翻译"下定义的当属奈达（Eugene A. Nida）和泰伯（Charles R. Taber），"文化翻译就是在一定程度上改变信息内容以便适应译语文化，和/或在译文中引入并非原文语言表达所暗含信息的翻译"[④]。

因此，文化翻译被视为一种跨文化交际，而不是单纯的语言转换。在民族志的视域下，文化被视作文本（culture as text）。民族志的文化翻译关注的是跨文化交际实践，即"一个文化是如何通过翻译去认识、阐释、表现他族文化的过程"[⑤]。民族志工作者采取的翻译策略通常是由口头文本归纳总结至笔头文本，有的甚至没有确定的原文本可追溯，他族文化本身被视为民族志文化翻译的原文本。后殖民研究视域下的文化翻译与语符之间的转换和文学文本之间的翻译都没有关系，霍米巴巴（Homi K. Bhabha）赋予了翻译一种文化非殖民的政治意义。异域文化与本土文化的交流是在一个"第三

---

① 付明明：《中医英译史梳理与存在问题研究》，黑龙江中医药大学博士毕业论文，2016 年，第 11—57 页。

② 段峰：《跨学科视域下"文化翻译"评析》，《重庆大学学报》（社会科学版），2014（03），第 169 页。

③ 段峰：《跨学科视域下"文化翻译"评析》，《重庆大学学报》（社会科学版），2014（03），第 167 页。

④ Eugene A. Nida, and Charles R. Taber, *The Theory and Practice of Translation*, Leiden：E. J. Brill, 1982, p. 199.

⑤ 段峰：《文化翻译与作为翻译的文化——凯特·斯特奇民族志翻译观评析》，《当代文坛》，2013（03），第 153 页。

空间"进行的协商和翻译，文化翻译的行为通过"连续不断的变化（the
continue of transformation）而发挥作用，最终产生出一种文化归属性的意
义"①。翻译从一个语符之间转换的过程变为文化的构成，翻译本身即为
文化。

由外国传教士、学者和中国中医学者撰写的英文著作虽然是创作，但其
间涉及中医文化的部分，可以被视为对中医文化进行的"文化翻译"。因此，
我们在考察中医英译史的时候也将国内外专著、期刊和词典纳入了考察
范围。

一、以外国人为英译主体的中医药西传阶段（17 世纪—1840 年）

早期中医西传的主体以外国人为主，传教士居多，他们对古老神秘的东
方文化的热情和探究推动了早期的中医药文化在西方的传播。著名的《马
可·波罗游记》吸引了大批的外国商人及传教士来华，他们对中国文化的好
奇使他们对中医药学产生了浓厚的兴趣，并在写给家人和朋友的信件中屡屡
谈及。

根据马堪温的统计，17 世纪，西方共出版有关中医药的书籍约 10 种，
其中脉学 3 种、针灸 5 种、药物 1 种、通论 1 种。18 世纪初到鸦片战争期
向，则共约 60 种，其中针灸 47 种、脉学 5 种、临床 2 种、药学 1 种、医史
2 种。② 1735 年，法国出版了一部介绍中国的著作 *Description de l' Empire
de la Chine*，共四卷，由杜赫德（Jean-Baptiste du Halde，1674—1743）编
著，中文译名是《中华帝国全志》。此书有两个英译本，一个是"瓦茨版"
（Watts J.）《中国通史》（*The General History of China*），1736 年在伦敦
出版，1739 年、1741 年再版；另一个是"凯夫版"（Cave E.）《中华帝国及

---

① Homi K. Bhabha, *The Location of Culture*, London and New York: Routledge, 1994, p. 336.
② 马堪温：《欧美研究中医药史及近年情况简介》，见中医研究院医史文献研究室编：《医史与
文献研究资料 4》，1978 年版，第 1—4 页。

华属鞑靼全志》（*A Description of the Empire of China and Chinese-Tartary*）[①]，1738 年出版，1741 年再版。

《中华帝国全志》的素材主要来源于 17 世纪来华传教士的著作和报道，是欧洲人了解中国的重要文献，被誉为 18 世纪欧洲汉学"三大名著"之一，其间涉及中国中医药的部分为欧洲人了解中医药文化打下基础。此书的第三卷是关于中医药的专辑，黄启臣认为此卷译出了《脉经》《脉诀》《本草纲目》《神农本草经》《医药汇录》《名医必录》（《名医别录》）等中医典籍和一些中医处方，向西方人介绍了古老东方的中国医学，引起了欧洲人对中医的关注，掀起了欧洲人学习中医的热潮。[②]

据王吉民的研究，《中华帝国全志》"凯夫版"英译本《中华帝国及华属鞑靼全志》中有关中医药的内容大致可分为脉理、药物、医方和卫生四大类。其中脉理一类即为高阳生《脉诀》之英译，可谓中医药典籍英译之最初者；药物和医方则是将李时珍《本草纲目》节译数卷。[③]

早期中医西传主要是靠传教士的报道和西方人的书信、著作。据付明明统计，17 世纪至 1840 年期间出版的探讨中医药学的专著为 11 部，作者均为外国人，且其中 10 部的出版地都为伦敦，另 1 部为都柏林，可以说，伦敦是早期中医药文化西传的中心。这 11 部专著之中，有 5 部与针灸学相关。[④] 相较于中医药学"遍地开花"的著作和报道，1840 年之前关于中医药典籍的翻译成果很少，能追溯到的即《中华帝国全志》法文版中第三卷有关中医药的部分。

二、中医药英译的实践探索阶段（1840 年—1949 年）

从 1840 年鸦片战争爆发到 1949 年新中国成立，战争无情的炮火和外来

[①] "凯夫版"全名为 *A Description of the Empire of China and Chinese-Tartary*，*Together with the Kingdoms of Korea and Tibet*：*Containing the Geography and History*（*Natural as well as Civil*）*of those Countries*，简称 *A Description of the Empire of China and Chinese-Tartary*（此书共两卷，与中医有关的部分在第二卷）。

[②] 黄启臣：《16—18 世纪中国文化对欧洲国家的传播和影响》，《中山大学学报》（社会科学版），1992（04），第 58 页。

[③] 王吉民：《西译中医典籍考》，《中华医学杂志》，1928，14（02），第 104 页。

[④] 付明明：《中医英译史梳理与存在问题研究》，黑龙江中医药大学博士学位论文，2016 年，第 14 页。

入侵者的掠夺使国人备受摧残。在面对战争造成的严重外伤时，传统中医的疗效远远逊色于西方医学，一些受过西方教育理念熏陶的年轻中国人开始对传统中医产生怀疑，大量中国学子远渡重洋，学习西方医学技术，力求回国造福国人。

在西方国家的强势侵犯之下，那些曾经对中医充满好奇的外国传教士也逐渐失去兴趣，转而大肆批判中医的诊疗方式，将其与迷信、巫术联系起来。一些传教士是这样评价中医的："仅仅是以人体结构的一种不大可靠的理论体系为基础。所以毫不奇怪，他们在这种科学中未取得我们欧洲医生所取得的进步。"[1]

从马堪温统计的数据来看，从鸦片战争之后至 1949 年西方共出版约 120 种与中医学相关的书籍，其中针灸 9 种、药学 34 种、临床 7 种、脉学 2 种、卫生 9 种，其他如传记、法医、炼丹、中医典籍译文等 32 种，除了英国，美国也有多种中医相关书籍出版。[2] 可见，当时在贬低中医的同时，西方人对中医的兴趣并未衰减，并逐渐由最开始的针灸向药学转移。越来越多的西方人开始关注中药，他们希望这些来自古老东方的神奇草本药物，能解决西方医学不能解决的难题。

马堪温统计的这约 120 部书籍之中，绝大多数的作者是外国人。自鸦片战争到新中国成立期间，国人经受内忧外患，有精力从事中医药相关书籍英译的中国人少之又少。值得一提的是国内研究中医医学史的先驱王吉民与伍连德先生于 1932 年在天津出版的《中国医史》（*History of Chinese Medicine*）。这是第一部由国人撰写出版的全英文著作，它向西方世界颇为全面地展示了中国医学史，是中国中医学者对国外关注的正面回应。

1840 年—1949 年间不乏中医典籍的英译本面世。1874 年的《中国评论》[3]（*The China Review or Notes and Queries on the Far East*）收录了《洗冤集录》前两卷的英译本。译者是剑桥大学第二任汉学教授、英国汉学

---

① 转引自付明明：《中医英译史梳理与存在问题研究》，黑龙江中医药大学博士学位论文，2016 年，第 18 页。

② 转引自付明明：《中医英译史梳理与存在问题研究》，黑龙江中医药大学博士学位论文，2016 年，第 19 页。

③ 《中国评论》是清末在香港出版的一份英文汉学期刊。该刊的主要篇幅由 900 余篇专文组成，包括论文、书评和翻译三大类。

家翟理斯（Giles）博士。翟理斯与《中国评论》的编辑由于一些原因曾生龃龉，所以只发表了一半译稿。① 王吉民认为美国人史密斯（Smith）的《中国药料品物略释》（*Contributions towards the Materia Medica & Natural History of China*，1871）取材于《本草纲目》，将近 1000 种中药介绍给了西方世界，有较大价值。② 司徒柯德（Stuart）的《中国药物草木部》（*Chinese Materia Medica: Vegetable Kingdom*，1911）选译了《本草纲目》12 至 37 卷，并附有中英文索引，方便读者查阅。德贞（Dudgeon）曾著文介绍清代医家王清任，并将他的《医林改错》脏腑部分译为英文，发表于 1893 年的《博医会报》。③

三、中医药英译的蓬勃发展阶段（1949 年至今）

新中国成立之初，由于之前战争带来的影响，中医西传的步伐并未在短时间内加快，此时中国人与西方人之间的医药交流大多还是依靠来华的外国人或外籍华人④，而此交流的主要推动力还是源于西方人对古老东方医学的好奇和探究。20 世纪 70 年代以后，中国与西方国家的交流日渐频繁，中国传统医学作为中国文化的重要组成部分被越来越多的外国人熟悉。在官方友好交往和民间交流的共同作用之下，越来越多的中国人开始关注到中医西传这一领域，大量的中医药典籍被翻译成英文，同时也有中医学者用英文出版专著和期刊。中医西传的主体由最开始的外国传教士逐渐转变为中国人。

1990 年起，中国的社会主义市场经济和改革开放促进了我国与西方国家的交流，孔子学院的创立也为中国文化的传播创造了有利条件。在这个大背景之下，中医文化的传播和交流得到了巨大推进。

长久以来，困扰中医英译者的问题在于，中国中医学者精通中医理论却不通外语，而母语为英语的外国学者和传教士又不懂中医，所以，很难有高质量的译文出现。随着中国对外交流的加深，越来越多的华裔学者和旅居华

---

① 王绍祥：《西方汉学界的"公敌"——英国汉学家翟理斯（1845—1935）研究》，福建师范大学博士学位论文，2004 年，第 308 页。

② 王吉民：《英译本草纲目考》，《中华医学杂志》，1935（10），第 1169 页。

③ 邱玏：《中医古籍英译历史的初步研究》，中国中医科学院博士论文，2011 年，第 24 页。

④ 包括外籍作家在自己作品中对中医药的介绍。

人加入中医药文化英译的大军之中。美籍华人吴景暖（Jingnuan Wu）英译的《灵枢》（*Ling Shu or the Spiritual Pivot*），2002 年由夏威夷大学出版社出版。美籍华人倪毛信[①]（Maoshing Ni）翻译的《黄帝内经》（*The Yellow Emperor's Classic of Medicine: A New Translation of the Neijing Suwen with Commentary*）于 1995 年由美国香巴拉（Shambhala）出版社出版。他将读者设定为中医学学生和对中医感兴趣的外行人，因此侧重临床实用，以相对轻松的笔调对《素问》进行了编译。他的译作参考了王冰、张志聪等历代名家的注释，以及泰德·凯普查克（Ted J. Kaptchuk）、满晰薄（Manfred Porket）、文树德（Paul U. Unschuld）等西方名家和当代的研究成果。译者对较难理解的词句加入了个人理解，他的译作准确地说是编译，更像是对《素问》的"今释"或"白话解"。2009 年，倪毛信撰写的《小病自助手册》（*Secrets of Self-healing*）由吉林文史出版社出版。

总的来看，新中国成立以后，大量中医药典籍被国内外译者译为英文，推动了中医药文化的交流和传播。我们将在本章第二节予以详细介绍。

第二节　中医药文化典籍英译本的案例研究

典籍是古代重要文献的总称。中医典籍是指以纸为主要载体抄写或印刷的中国古代医学著作。这些著作记录了千百年来中医医师防病治病的药方和中医理论的由来，是中华民族的文化遗产和智慧结晶，记载了我们祖先在医学上取得的巨大成就，是中国文化的瑰宝。

中医文化是中国文化重要的组成部分，中医典籍为国人所熟知。春秋战国至秦汉之际，中医药典籍四大经典《黄帝内经》《黄帝八十一难经》《神农本草经》和《伤寒杂病论》的诞生标志着中医基本理论的诞生，典籍中记载的诊断方法、药理药效、配方配伍为中医学的后续发展打下坚实基础。晋唐时期的《脉经》《千金方》《黄帝针灸甲乙经》《诸病源候论》《新修本草》

[①] 倪毛信，美国华裔中医师，出生于中医世家，又在美国从事中医临床、教学工作，现为美国加利福尼亚中医执业医师、讲师。

《银海精微》等典籍对中医诊断方式、病候症候、中药炮制、方剂配制等都有详细的记载。宋元时期，在统治者的支持之下，官方组织汇编了总量繁多的大型医书如《太平圣惠方》《圣济总录》《开宝本草》《嘉枯本草》《经史证类备急本草》等。明清时期的《温疫论》《温热论》《温病条辨》和《温热经纬》是温病学说的代表，而《本草纲目》更是中医药典籍的代表之作，其中所涉关于生物分类、进化及植物学的观点更是受到了来自国内外学者的关注。

中医典籍记载了我国中医理论的形成、发展、完善和革新，记录了万千中医师的心血，他们研制的方剂至今都在赋惠国人。这些中医典籍无论是在学术上还是在中国的历史文化中都占据着重要的地位。

一、中医文化典籍英译本的案例研究

（一）《中华帝国全志》英译本中有关中医药的部分

中医典籍英译是指对中医典籍文本直接进行英语翻译，包括全译、节译、编译，但不涉及间接地对中医文化的宣传和介绍。① 我们在第一节谈到，1840 年之前中医典籍的英译很少，能追溯到的只有《中华帝国全志》英译本中第二卷有关中医药的部分。

《中华帝国全志》"凯夫版"英译本有关中医部分的译名为《中国人的医药艺术》（*The Art of Medicine among the Chinese*），分为序言和正文四个部分，分别是序言《中国人古老错误的解剖学》（"System of the Human Body & according to the ancient，but erroneous，Anatomy of the Chinese"）；《脉诀》（"The Secret of Pulse"）；《〈本草纲目〉节选》（"Extract of the Pen tsau kang mu，that is the Chinese Herbal natural History of China，for the Use of Physic"）；《中医愈病方集》（"A Collection of Receipts Used by the Chinese Physicians Curing Disease"）；《长生》（"Chan Seng，or the Art of Procuring Health and Long Life"）。

---

① 外国传教士和中外学者在自己的报道、专著中对中医药文化的传播和介绍在本章第一节有相关论述。

从标题来看，序言部分对中医解剖学有贬斥之意，后四个部分分别介绍了中医脉理、本草、医方和养生。《中国人的医药艺术》实际包含了《脉诀》和《本草纲目》的节译，《长生》则参考了一部不知名的道家著作，但所采用的版本并不明确。据邱玏考证，《中华帝国全志》中有关中医部分的译者是一位来中国的传教士，名字叫埃尔弗（P. Hervien），他所译《脉诀》部分出自高阳生所著《王叔和脉诀》。此书虽名为《王叔和脉诀》，却是高阳生所著，但这位传教士译者并不清楚这一点，而是将原作者误认为王叔和。①

《〈本草纲目〉节选》是由李时珍《本草纲目》节译而成，分为本草和医方二章。其中有较为忠实还原原作的译文，也有按时间顺序分朝代对中国历代本草类文献做的汇编整理。可以说，早期中医典籍英译的译者自由度较高，为了使读者能够更好地理解中医学，他们在翻译时多采用编译的方法，加入了自己的理解，将作者注释和译者注释融会于原文之中。

（二）《难经》英译本

《难经》又称《黄帝八十一难经》，是中医四大经典著作之一，它以作者设问自答的方式撰写而成。《难经》共三卷，书中所涉八十一问更是涉及中医脏腑、经络、脉学、针法等方面，内容翔实，理论完善，具有较高的临床价值。其最为著名的译本是汉学家文树德（Paul U. Unschuld）1986 年的译本 *Nan-ching: the Classic of Difficult Issues: With Commentaries by Chinese and Japanese Authors from the Third through the Twentieth Century*。

文树德是著名的汉学家、医史学家，国际亚洲传统医学研究会主席，德国政府有关中医问题的高级顾问。他的博士专业是药学，在读博期间他接触到了中医学相关资料，于是对古老中国的中医药文化产生了兴趣，这也成为他学习中文的动力。他曾和夫人一起旅居中国台湾地区，1981 年来到中国大陆，开始了他对中国医药史的研究。在研究过程中，他将一些重要的中医药文献如《难经》《银海精微》等翻译给西方读者，还自编教材和语言入门书籍供欧洲学生使用。

---

① 邱玏：《中医古籍英译历史的初步研究》，中国中医科学院博士学位论文，2011 年，第 50 页。

文树德不主张照搬西方科学方法来整理中国传统医学，他强调尊重中医文化特质的重要性，不能把中国传统医学改造为西洋医学。在 2019 年 11 月于济南召开的第六届中医科学大会的大会发言中，他探讨了中医像西医一样全球化的可能性，指出中医现今在全球范围内的应用不足以证明其已真正实现全球化，真正全球化意味着其后续发展赢得全球各国的投入与支持，目前中医学尚未达到如此状态。在许多国家，中医学的进一步发展仍然是孤立的，尚未得到广泛支持，许多国家也缺乏对中医学的核心认识。为避免中医学发展遭遇进一步碎片化困境，需要逐步增强相关国际交流。①

2019 年文树德在杭州被授予"树兰医学杰出贡献奖"，表彰他数十年如一日为中医研究做出的贡献，特别是对几部汉代医学著作的首次翻译，包括《黄帝内经素问》《黄帝内经灵枢》和《难经》。文树德在访谈中谈到，他和他的团队历经多年钻研，想将《本草纲目》做成具有科学实用性的英译本。他认为《本草纲目》之前的一些英译本缺少科学意义，而他想遵循严格的欧洲语言标准来翻译这部著作。他谈到，翻译《本草纲目》的过程已经持续了 6 年甚至更长，在与一些中国专家通力合作之下，已经取得了一些成果：他和张志斌教授一同撰写了一部词典，对《本草纲目》内提及的 4500 种历史疾病名称进行识别、收录，并首次对这些名称进行了语言学分析；他与中国人民大学的华林甫教授合作编撰了一部词典，对《本草纲目》中的地名加以识别；他与郑金生教授一起编撰的词典对《本草纲目》中出现的书籍名称和人物予以说明。这三部词典已由加利福尼亚大学出版社出版。而《本草纲目》的翻译工作已经完成了三分之一，剩下的三分之二可能还需要 5 年时间。文树德曾感慨：中国的传统医学是宝藏，而要开辟通往这个宝藏的道路，就必须首先将中医文献翻译为西方的语言。虽中医典籍翻译有一定难度，且耗资巨大，但其意义是重大的：一方面可以使没有中文背景知识的西方学者读懂中医著作，利于他们客观地对中医学做出评价和判断，另一方面还可以将中医学与西方医学发展史对照起来，进行平行研究。②

---

① 参见中国农工民主党官网 http://www.ngd.org.cn/cszt/dljzykxdk/ljjcfy/68030.htm，2021-03-01。

② 搜狐新闻《对话翻译〈本草纲目〉的德国汉学家——文树德教授》，https://www.sohu.com/a/357071359_787250，2021-03-01。

1986 年文树德的译本 *Nan-ching: the Classic of Difficult Issues: With Commentaries by Chinese and Japanese Authors from the Third through the Twentieth Century* 由加利福尼亚大学出版社出版，全书共计 760 页，包括《难经》原文和译文以及中国和日本学者对《难经》的经典解说、注释等。很多与《难经》相关的研究是以附录的形式出现于书中的，比如 20 世纪初至该译本成书前中国关于《难经》相关的学术论文文献目录。可以说，这个译本不仅仅是一部翻译成果，还是一部研究成果，清楚明了地向西方读者展示《难经》这部中医学典籍及其相关研究，帮助西方读者更好地了解中医药文化。

（三）《黄帝内经》英译本

《黄帝内经》简称《内经》，分《灵枢》《素问》两部分，是我国现存最早的中医学理论专著，与《难经》《伤寒杂病论》和《神农本草经》并称为传统医学四大经典著作。关于其成书年代目前学界尚有争议，大致时间为春秋战国至西汉末期。元末明初医学家吕复认为《内经》非一时之言，亦非出自一人之手。全书以古代朴素唯物论和辩证法为指导思想，确立了中医学独特的理论体系，中医学中的整体观念、阴阳五行、藏象经络、病因病机、诊法治则和预防养生等在书中都有体现。

《黄帝内经》作为中国传统文化的经典之作，不仅对中医学影响深远，更是一部博大精深的文化巨著，以生命为中心，从宏观角度论述了天、地、人之间的相互联系，是一部围绕生命问题而展开的百科全书。《内经》对后世医学影响深远，历代医家皆将其奉为至道之宗，相关研究经久不衰。

邱玏认为，20 世纪初至 1950 年，一共有三个与《黄帝内经》有关的英译本，分别是道森（Dawson）译本、黄曼（Wong Man）译本和威斯（Veith）译本。[①] 道森的译本 "Su wen, the Basis of Chinese Medicine" 1925 年以论文形式发表在 *Annals of Medical History*（《医学史通报》）上，是从医史学角度对《素问》的译介。黄曼的译本 "Nei Ching, the Chinese Canon of Medicine" 发表在 1950 年的 *Chinese Medical Journal*（《中华医学

---

① 邱玏：《中医古籍英译历史的初步研究》，中国中医科学院博士学位论文，2011 年，第 95 页。

杂志》英文版）第 68 卷第一、二期上，是对《黄帝内经》中《素问》和《灵枢》每个章节的简短述评。威斯的译本 *The Yellow Emperor's Classic of Internal Medicine* 节译《黄帝内经》第一至三十四章，1949 年由威廉姆斯·威尔金斯（Williams & Wikins）出版，1966 年由加利福尼亚大学出版社再版，后又再版两次。

准确地说，道森和黄曼的译本不能被称为绝对意义上的翻译。结合当时的历史语境，中医文化和典籍的对外传播难度较大，绝大多数外国人对中医文化并不了解，中医学中的各种术语也给英译带来了极大困难，比起晦涩难懂的译文，早期中医文化的传播更需要一些通俗易懂的、介绍性的文本，这也是早期译述、译介甚至是简介、评论性译文产生的原因。

第三个译本的译者威斯（Ilza Veith）女士精通五国语言，是美国加利福尼亚大学生命科学和精神病史系终身荣誉教授。*The Yellow Emperor's Classic of Internal Medicine* 的序言谈及威斯翻译《黄帝内经》的缘起：时任美国约翰斯·霍普金斯大学医学史研究所所长的亨利·西格里斯（Henry E. Sigerist，1891—1957）发现了一部《黄帝内经》的翻译手稿，这部手稿是美国有机化学家林达沃（Lindau）生前所撰，可惜未曾出版。西格里斯对这部手稿产生了浓厚的兴趣，想将它重新校对后出版。但是在校对过程中，他发现这个翻译手稿存在很多问题，原译者的中文水平有限，很多地方表达不准确，于是他找到了当时在约翰斯·霍普金斯大学医学史研究所读博的威斯，请她重新翻译，而她选择的原本是京口文成堂摹刻宋本《内经》。自 1945 年 2 月，威斯开始了她的翻译工作，两年之后，她的译本 *The Yellow Emperor's Classic of Internal Medicine* 完成。①

《内经》是我国中医学著作经典之一，其中涉及的中医学理论体系，如阴阳五行哲学观、藏象经络和养生防治理念等对一个外国人来说无疑是十分复杂难懂的。威斯在她的译本序言中也言明她在翻译过程中遇到很多困难，如古汉语一字多义、标点缺失，原书内容繁多、所涉驳杂以及相关工具书缺乏都给翻译带来了较大阻碍。

---

① Ilza Veith, *The Yellow Emperor's Classic of Internal Medicine*, Berkeley, Los Angeles and London: University of California Press, 1972, pp. Ⅴ－Ⅶ.

　　威斯提出最好的翻译模式是与精通古汉语的华人合作，如此产出的译文会更准确，但她不具备这个条件。权衡过后，她在翻译时还是更关注将原书的主要内容传递给西方读者，而对翻译时遇到的一些比较深奥的古汉语字词，并未从文字学角度深究。①

　　正因如此，威斯的译本中译文的篇幅并不太大，译文前还附有简介，简介中《〈黄帝内经·素问〉之分析》共76页，而译本全书正文也只有260页。简介介绍了《素问》的作者、成书年代、中医学基本概念、中医学哲学基础以及诊疗方法等，还附有24幅插图。除了简介部分，译文还附有附录，篇幅也较大，将近20页，分别是《四库全书总目提要》介绍《素问》的英译文、唐朝王冰《重广补注黄帝内经素问序》的英译文、宋代高保衡和林亿等《重广补注黄帝内经素问序》的英译文。

　　超长篇幅的简介和附录都体现了译者想要以最通俗易懂的方式将中医文化传递给西方读者的决心，而译者在附录中选取的三部著作对《素问》的介绍都堪称经典之作，能够在较短时间内让不熟悉中医药文化的西方读者对《素问》有一个较为深入的了解，毕竟如果没有背景知识，西方读者很难通过比较晦涩的译文了解中医药文化的精髓。

　　我们从威斯译本的参考文献中可以看出，她在翻译时查阅了相当多的资料，包括辞书，如《国文成语辞典》《子史精华》《康熙字典》《四库全书总目提要》以及哲学、宗教、历史相关的著作、史料等。

　　20世纪90年代以后陆续出现了多个《黄帝内经》英译本，见表4-1。

表4-1　《黄帝内经》英译本

年代	译者	译名
1995	倪毛信（Maoshing Ni）	*The Yellow Emperor's Classic of Medicine: A New Translation of the Neijing Suwen with Commentary*
1997	吴连胜、吴奇父子	*Yellow Emperor's Canon of Internal Medicine*
1997	周春才、韩亚洲	*The Illustrated Yellow Emperor's Canon of Medicine*

---

①　Ilza Veith, *The Yellow Emperor's Classic of Internal Medicine*, Berkeley, Los Angeles and London: University of California Press, 1972, pp. ix－xv.

年代	译者	译名
2001	朱明	*The Medical Classic of the Yellow Emperor*
2002	吴景暖（Jingnuan Wu）	*Ling Shu or The Spiritual Pivot*
2003	文树德	*Huang Di Nei Jing Su Wen, Nature, Knowledge, Imagery in an Ancient Chinese Medical Text*
2005	李照国	*Huangdi Neijing-Yellow Emperor's Canon of Medicine*
2009	罗希文	*Introductory Study of Huangdi Neijing*

由表4-1可见，1995年至2009年这15年间，共出现了8个《黄帝内经》英译本，其中倪毛信的译本加入了译者本人对原作的理解，结合历史名家的解读，可以称为编译本；吴连胜、吴奇父子的译本和罗希文的译本是《黄帝内经》全译本；周春才、韩亚洲的译本主要涉及养生的部分，是漫画本；朱明的译本是节译本。

（四）《伤寒论》英译本

《伤寒论》为东汉张仲景所著中医经典著作，约成书于公元3世纪初，是一部阐述外感热病治疗规律的专著，全书12卷，现今遗存10卷22篇。张仲景原撰《伤寒杂病论》，魏晋时，王叔和取其中"伤寒"一词，以"外感热病"为主要内容编辑整理成《伤寒论》。"伤寒"是中国古人对外感病的通称，并不是某一疾病的专门病名。古人常把疾病的诱因当作病原，寒不仅仅是现代所说的受寒，而是所有外邪引起疾病的统称。《伤寒论》较为系统地揭示了外感热病的诊治规律，完善了六经辨证体系，运用四诊八纲，对伤寒各阶段的辨脉、审证、论治、立方、用药规律等做了较全面的阐述。书中记载的397法、113方，一千多年来经历代医家反复运用，疗效可靠。

《伤寒论》总结了前人的医学成就和丰富的实践经验，系统地阐述了多种外感疾病及杂病的辨证论治，它所创立的理、法、方、药为一体的理论体系具有较高的临床价值，有效地指导着历代医家的临床实践，对中医药学术的发展产生了重要的影响。

根据邱玏的研究，首部《伤寒论》英译本出现在1981年。1981年至

1991 年，共有四部《伤寒论》英译本：第一部是 1981 年许鸿源的译本，后三部分别是罗希文 1986 年的译本、易卜勒（Dean C. Epler Jr.）1988 年的译本、保罗·林（Paul Lin）夫妇 1991 年的译本。这四部译本之中，前两部影响较大，后两部并不为人所熟知。易卜勒的译本发表在 1988 年的《医学和相关科学史杂志》（*The Journal of History of Medicine and Allied Science*）上，译名为《中国古代医书——〈伤寒论〉中的疾病观》（"The Concept of Disease in an Ancient Chinese Medical text，the Discourse on Cold-Damage Disorders 'Shang-han Lun'"）。此文翻译了《伤寒论》的一部分。台湾美籍华人保罗·林夫妇 1991 年的译本也是将《伤寒论》的一部分翻译出来作为美国德州中医学院的内部教材使用。[①]

许鸿源（Hong-yen Hsu），中国台湾人，京都大学药学博士，1975 年移民美国，创建美国汉方医学研究所（Oriental Healing Arts Institute），向美国人介绍中医文化和相关知识。他的《伤寒论》译本名为 *Shang han lun: Wellspring of Chinese Medicine*，1981 年出版发行。此译本封面注明了编者为许鸿源和皮奇（William G. Peacher）[②]，但许做的是修编的工作，译者实际上是 Hendel Wu、Wang Su-yen 及其助手 Lu Yueh-ying[③]，这三位译者都是台湾布利翁研究所（Brion Research Institute）的工作人员。[④] 此译本主要以中国学者吴国定的《伤寒论诠释》为原本，以日本医家大冢敬节（Otsuka Keisetsu）的《伤寒论解说》为补充。序言介绍了《伤寒论》各版本在中国和日本的流传情况以及张仲景的主要学术思想。

另一部影响较大的译本是罗希文 1986 年的译本。罗希文是中国社会科学院哲学研究所研究员，国家级有突出贡献专家和国际著名的中医典籍翻译家，代表译著有《伤寒论》《本草纲目》和《黄帝内经》等。罗希文在求学期间师从伤寒大家陈慎吾，学习中医相关知识，后受邀到美国中西医科大学做演讲。在美国的经历让他感受到中医的精髓并未被西方人了解，一些翻译

[①]　邱玏：《中医古籍英译历史的初步研究》，中国中医科学院博士学位论文，2011 年，第 115—121 页。

[②]　神经外科医生，撰写了该译本的介绍（introduction）部分。

[③]　三位译者均为中国人，但未查见其准确姓名，未免误译，此处保留文献上的名字。

[④]　参见此译本封面及序言。

成英文的中医典籍甚至错漏百出，作为一个既通英语又懂中医的中国人，一种使命感油然而生，他想把中医学完整地、准确地介绍给西方世界。罗希文在中国社科院就读研究生期间就完成了《伤寒论》的英译工作，1986 年他的译本由新世界出版社出版，获得了相当高的评价。

1991 年之后又出现了三个《伤寒论》的译本，分别是魏遒杰（Nigel Wiseman）、冯晔（Feng ye）和马屹正（Craig Mitchell）1999 年的译本 *Shang Han Lun: On Cold Damage*、黄海 2005 年的译本 *Introduction to Treatise on Exogenous Febrile Disease* 和杨洁德（Greta Young Jie De）2008 年的译本 *Shang Han Lun Explained*。其中，受关注度最高的是魏遒杰等人的译本。魏遒杰自己十分注意中医术语英译的标准化问题，并且有自己的一套体系，他与冯晔合作编著了《实用英文中医辞典》（*A Practical Dictionary of Chinese Medicine*），收录的词汇术语被许多中医英译者使用。

黄海 2005 年的译本 *Introduction to Treatise on Exogenous Febrile Disease* 由上海中医药大学出版社出版。黄海本人就是中医专业的博士，中医学背景扎实，其英语功底却不如一些有英文背景的学者和外籍华人，所以该译本没有魏遒杰等人的译本影响力大。

杨洁德的译本 *Shang Han Lun Explained* 2008 年由澳大利亚爱思唯尔（Elsevier Australia）出版社出版。杨洁德本人就是澳大利亚的注册中医师，有较为丰富的临床经验。她的译文包括《伤寒论》原文，还有她根据自己在临床中积累的经验而总结出的一些内容，多以注释的形式出现在译本中。

（五）《洗冤集录》英译本

南宋宋慈的《洗冤集录》被誉为最早的法医学著作，影响颇大，随后产生的各类衍生本在民族文化交流时传入日本、朝鲜和越南等国，甚至在欧美也受到一定关注，18 世纪后它被译为英语、法语和德语等多国语言文本。比较著名的英译本是英国汉学家翟理斯（Herbert Allen Giles，1845—1935）的《洗冤录或验尸官指南》（*The Hsi Yüan Lu, or Instructions to Coroners*）。

翟理斯出身文人世家，他的父亲是一名牧师，是牛津大学耶稣文集学院资深成员，也是一位颇负盛名的作家。同治六年（1867）翟理斯远渡重洋，在英国外交部的资助下来到中国，成为英国驻华大使馆的一名翻译学生。此后，他历任天津、上海、厦门、宁波等地英国领事馆的翻译、副领事、领事等职。他在中国度过了 25 年，对中国文化有着深厚的兴趣，回英之后担任剑桥大学第二任汉学教授，致力传播中国语言、文学和文化。

《洗冤录或验尸官指南》选取的原文本是清朝道光年间（1843）童濂所刊的衍生本《补注洗冤录集证》。据邱玏的研究，翟理斯的译稿最初于 1874 年投给了《中国评论》杂志，但由于一些原因，他与该刊编辑产生了不愉快，于是中止了投稿。《中国评论》刊载了翟理斯原译稿的一半内容，直到 1924 年，翟译的原稿全文才被英国皇家医学会（Royal Society of Medicine）收录于该学会的论文集《皇家医学会论文集》第十七卷"医学史"专章，单行本也于同年问世。翟理斯的译本是《洗冤集录》及其衍生本的第一个英译本，影响力较大。①

在 1924 年的译稿序言中，翟理斯谈到了他翻译《洗冤集录》的缘起：

> 1873 年我在宁波任职时第一次听说《洗冤集录》。我发现那些地方验尸官在到达案发现场时总是带着这么一本书。我发现每当遇到一个伤重的生还者或死者时，他们都会对照这本书查验。如果在验尸官查验尸体之前搬动或扰乱（disturb）尸体都将影响后续验尸工作的公正性，由此我对这一时期的中国文化产生了巨大兴趣，也开始了我对《洗冤集录》文本的研究和翻译。②

作为《洗冤集录》及其衍生本的第一个英译本，翟理斯的译本具有较大影响力。业界对其褒贬不一。批评者多认为翟译过于随意，自由度过高。此外，翟译中有大量误译，尤其是对一些中医学相关概念理解不准确，如"缠喉风"这一病症被译为 diphtheria（白喉），但这两者病症实则不同。这类误译的产生与译者对原文理解的偏差有关，因为译者并不具备专业的医学背景，将某两种较为类似的病症混淆并不奇怪。对于一些很难在英文语境中找到对应项的病症，翟理斯多采用音译的方法，如"逆厥"译为"ni chüeh"。

从历史的角度来看，我们应该正面评价翟理斯的译文。翟译是较早向西

---

① 邱玏：《中医古籍英译历史的初步研究》，中国中医科学院博士论文，2011 年，第 61 页。

② Herbet A. Giles, "The 'Hsi Yuan Lu' or 'Instructions to Corners'", in Journal of the *Royal Society of Medicine*，1924（17），p. 59.

方世界介绍中医文化的译本，虽有瑕疵，也主要体现在翻译的随意和理解的偏差上，总的来说瑕不掩瑜，它对早期中医文化的对外传播起到了积极作用。

（六）《医林改错》英译本

《医林改错》是清代医家王清任的一部著作，共两卷，刊行于 1830 年。王清任，字勋臣，河北人，生于清乾隆三十三年（1768），卒于道光十一年（1831），享年 63 岁。他 20 多岁就开始行医，游历滦州（今河北唐山地区）、奉天（今沈阳）等地，考察尸体解剖。

《医林改错》自首次出版至 1950 年共再版了 40 次，是我国中医解剖学上具有重大革新意义的著作。上卷分两部分，一部分论述了脏腑解剖，刊载了王氏所绘的"古人脏腑图"和"亲见改正脏腑图（共二十五件）"，以及一些生理学方面的新观点如"脑髓说""气血合脉说""心无血说"，指出了古人在解剖和生理认识上的某些错误；另一部分论述了王氏活血化瘀方剂在临床上的运用。下卷论述了瘟毒证、瘫痪抽风、半身不遂、月经及胎产病、癫狂等病症的辨证治疗，意在改正古人对这些病症认识和治疗上的错误。①

在《医林改错》的译本中，影响力较大的是德贞（John Dudgeon，1837—1901）的节译本。德贞，字子固，又名德约翰，英国伦敦教会传教医师，1863 年赴华，1865 年在北京创办双旗杆医院，1871 年被聘为京师同文馆第一任生理学与医学教席，1884 年宣布退出伦敦会，以"英医德贞"的身份在京城生活、工作，除了诊治病人和教学，他还为报刊撰写医学专栏，开设鸦片戒烟所。德贞在华 38 年，于 1901 年在北京去世。他用中文翻译了解剖学的经典之作《格雷解剖学》（*Gray's Anatomy*），译名为《全体通考》，是《格雷解剖学》最早的中文全译本。② 他的一生都致力中西方文化交流，他将西方经典著作翻译成中文，还用中文在《万国公报》上撰写医学

---

① 参见国家中医药管理局中医药名词术语成果转化与规范推广词条——医林改错 https://baike. baidu. com/item/%E5%8C%BB%E6%9E%97%E6%94%B9%E9%94%99/8454992?fr = aladdin，2021−03−01。

② 高晞：《〈全体通考〉底本之研究》，载《中华医学会医史学分会第 11 届 3 次学术年会论文集》，2007 年版，第 164 页。

专栏，传播西方医学思想，同时，他也在英国医学期刊上发表介绍中医尤其是养生学的文章，为中西医文化交流做出了巨大贡献。

《医林改错》的节译本，德贞选取了《医林改错》上卷中的脏腑部分。译本在前言介绍了原作者王清任的生平、《医林改错》的主要内容、脏腑部分对于解剖学的意义以及王清任观点的错误和主要贡献。从西医专业角度来看，《医林改错》只反映了中国医生对解剖的浅尝辄止，但不影响德贞对其的赞美："（王清任）显示出了一种稀有的探索性精神——这是一种对中国人来说陌生的精神……这本著作非常有用，体现了他细致的检查、不懈的研究和他谦虚诚实的精神，是这个领域和其他领域未来中国研究者的典范。"①

德贞在翻译《医林改错》脏腑部分时，采用了一种"对话式"的翻译方法。他在较为忠实地还原原著的基础上，采用括号和脚注的形式，从医学的角度对译文进行了评判，就如同东西方两位医者的对话，使读者能够清楚地看到《医林改错》所述观点与西方近代解剖学之间的异同。

二、中药文化典籍英译本的案例研究

（一）《救荒本草》英译本

《救荒本草》诞生于明永乐四年（1406），是我国著名的植物学图谱，它是一部以救荒为主题并结合植物食用价值介绍地方性植物的植物志，它对后世农学、植物学以及医药学发展均有重要影响。《救荒本草》的作者是明太祖第五子朱橚（1360—1425）。朱橚，封周王，死后谥定，所以《明史·艺文志》对这部书题"周定王撰"。全书分上、下两卷，记载可食用植物共414种，每种都配有精美的木刻插图。其中出自历代本草的有138种，新增276种。分类为：草类245种、木类80种、米谷类20种、果类23种、菜类46种，按部编目。

《救荒本草》自刊印之初就受到社会各阶层的欢迎，在明代就被翻刻数次。周定王编撰该书的初衷是救荒，但其产生的影响远不止于此，它与那些

---

① 转引自邱玢：《中医古籍英译历史的初步研究》，中国中医科学院博士学位论文，2011年，第72页。

较为烦琐的传统本草学著作不同,只用最简洁的语言和图画将植物的形态特征表现出来。明代本草学家李时珍也称其"详明可据",并在他的著作《本草纲目》中引用了其中的条目。明代徐光启编撰的《农政全书》收录了《救荒本草》全文。清代《古今图书集成》中"草木典"的许多图文也引自《救荒本草》。清代吴其濬的《植物名实图考》也引用了《救荒本草》中的大量图文。[①] 由此可见,《救荒本草》在我国历史上是一部具有巨大影响力的草本学著作。

根据罗桂环的研究,17 世纪末《救荒本草》最先传入日本,在日本可以找到其刊行本和手抄本。1881 年,俄国植物学家贝勒(Bretschneider,1833—1901)在《中国植物志》(*Batanicum Sinicum*)一书中,对《救荒本草》中 176 种植物进行了学名鉴定,认为其中的木刻图早于西方近 70 年。美国学者萨顿(Sarton,1884—1956)也对《救荒本草》推崇不已,在《科学史导论》(*Introduction to the History of Science*)中称其为"中世纪最卓越的本草著作"[②]。

20 世纪 40 年代,《本草纲目》的译者伊博恩将《救荒本草》翻译成英文,译名为《救荒本草中所列救荒食物》(*Famine Food Listed in the Chiu Huang PenTs'ao*)。该译本 1946 年由上海的雷士德医学研究所出版,1977 年再版,出版社是台北南天书局。伊博恩在翻译植物名称时就保留了拉丁文名称,他采用的格式是:中文名+威氏拼音名+拉丁名+英文名,如"薄荷"被译为"PO HO, mentha arvensis, field mint"。

(二)《本草纲目》英译本

《本草纲目》是由明代医药学家李时珍(1518—1593)编写的。他用毕生精力,走南访北,亲历实践,对本草学进行了全面的整理和总结,修改了古代医书中的一些错误。《本草纲目》共 52 卷,载有药物 1892 种,其中载有新药 374 种,书中还绘制了 1160 幅精美的插图,约 190 万字。其总例为"不分三品,惟逐各部;物以类从,目随纲举"。其中以部为"纲",以类为

---

① 邱玏:《中医古籍英译历史的初步研究》,中国中医科学院博士学位论文,2011 年,第 92 页。
② 罗桂环:《朱橚和他的〈救荒本草〉》,《自然科学史研究》,1985(02),第 193—194 页。

"目"，计分 16 部（水、火、土、金石、草、谷、菜、果、木、服器、虫、鳞、介、禽、兽、人）。部之下为 60 类，各类中常将许多同科属生物排列在一起。《本草纲目》总结了我国古代药物学成就，被一些西方学者称为"东方医学巨典"，在世界医药史上占有重要地位。

前文谈到《中华帝国全志》"凯夫版"英译本（*A Description of the Empire of China and Chinese Tartary*）的《〈本草纲目〉节选》（"Extract of the *Pen tsau kang mu*，that is Chinese Herbal natural History of China，for the use of Physic"）是由李时珍《本草纲目》节译而成，分为本草、医方二章。此为可追溯到的最早的《本草纲目》英译本。

美国人史密斯（F. P. Smith）1871 年的著作《中国药料品物略释》（*Contributions towards the Materia Medica & Natural History of China*）中所载超 1000 种中药制剂大部分都取材于《本草纲目》。[①] 据邱玏的研究，司徒柯德（G. A. Stuart）的《中国药物草木部》（*Chinese Materia Medica: Vegetable Kingdom*，1911）是对《本草纲目》的修编之作。司徒柯德本欲编就植物、动物和矿物三册，却只完成了植物一册。该册节译了《本草纲目》第 12~37 卷之药品，卷末附有 366 种尚未考订的药物，并附有中英文及植物三种索引，方便读者查阅。美国人米尔斯（R. Mills）时任朝鲜汉城沙非伦协和医校教授，他本欲继续完成司徒柯德未竟的工作，然因事返国，随即将他已经翻译的李时珍《本草纲目》和赵学敏《本草拾遗》共 40 余册，都交予了北平协和医院的伊博恩教授。[②]

伊博恩（B. E. Read，1887—1949），英国人，"药物学"和"药化学"双学位学士，耶鲁大学理科硕士、哲学博士。他于 1919 年首次来华，在当时的北平协和医院担任化学及生物学讲师，后任协和医学院药物学教授，中华医学会名誉委员，《中华医学杂志》编辑委员会委员和《中国生理学杂志》编辑。伊博恩一生致力中国药物的研究，包括对中医文化瑰宝《本草纲目》的研究与翻译。伊博恩在米尔斯的译稿基础之上，加上中国学者刘汝强、李玉田等人的帮助，将《本草纲目》的第 8~37 卷、第 39~52 卷，总共 44 卷

---

① 王吉民：《英译本草纲目考》，《中华医学杂志》，1935（10），第 1169 页。
② 邱玏：《中医古籍英译历史的初步研究》，中国中医科学院博士学位论文，2011 年，第 90 页。

内容翻译成了英文。①

从 1928 年到 1941 年，这 14 年间，伊博恩的译文被分期刊载在《北平博物志》（*PNHB: Peking National History Bulletin*）上，分别是《本草纲目》中的金石部，译名《本草纲目：金石部》（"The Pen Ts'ao Minerals and Stones"）(1928)；《本草纲目》的兽部，译名《本草纲目：兽部》（"Chinese Materia Medica，Animal Drugs"）(1931)；《本草纲目》的鳞部，译名《本草纲目：鳞部》（"Chinese Materia Medica，Dragon and Snake Drugs"）(1934)；《本草纲目》介部，译名《本草纲目：介部》（"Chinese Materia Medica，Turtle and Shellfish Drugs"）(1936) 和《本草纲目》虫部，译名《本草纲目：虫部》（"Chinese Materia Medica，Inset Drugs"）(1941) 等。伊博恩认为现代医学近二十年来就激素、维生素、组织浸出质展开的研究表明了动物在药理研究方面的重要性，而他所译《本草纲目》兽、禽、麟、介四部对现代新医学有重大启示。②

除了伊博恩的译本，罗希文 2003 年的《本草纲目》全译本也具有较大影响力。《本草纲目》早在 17 世纪前半叶就相继传到了亚洲、欧洲和美洲的一些国家，但由于其涉及学科种类繁多，各外文译本多为药物治疗相关内容的节译本。20 世纪 70 年代日本出版过日文全译本。但无论是日文全译本，还是其他外文节译本，都是出自外国译者之手。罗译《本草纲目》（*Condensed Compendium of Materia Medica*）全集共 6 卷，600 多万字，准备工作加上翻译共花了近 30 年时间，是世界上第一部《本草纲目》英文全译本，在中国文化遗产的翻译、对外出版以及对外文化交流方面都有着重要意义。该书翻译的特点是尽量保留原作风味，忠实于原著；同时又以严谨科学的态度，将原著中有误之处用注解指出。作为第一部由国人翻译的《本草纲目》英文全译本，罗译《本草纲目》荣获了"第六届社科院优秀科研成果奖一等奖"。

---

① 邱玏：《中医古籍英译历史的初步研究》，中国中医科学院博士学位论文，2011 年，第 90 页。
② 伊博恩：《中国药物近十年中曾用科学方法试验者》，《中华医学杂志》，1939（01），第 4 页。

第三节　中医药术语英译的界定与规范

中医药术语丰富，涉及人体器官、腧穴、方剂、诊疗、药物等方方面面。且中医药文化和中国文化哲学水乳交融，大多数中医药术语出处距今年代久远，其本意追溯尚需大量史料支撑，这使得中医药术语的英译难上加难。而中医药术语的英译颇具重要性，在一定程度上决定了中医药文化对外的传播与交流有效性以及中医药能否真正走入西方世界，被西方民众接受。从翻译的角度来看，中医药术语的翻译应充分考虑中西文化和语言的差别，通过合理地运用不同的翻译方法和翻译技巧，产出既忠实于中医理论又能被西方读者接受的译文。此类译文需满足跨文化交际的功能。本节将就中医药术语英译的问题展开讨论，首先谈谈中医药术语的界定和分类，再就中医药术语的特点及其英译方法加以论述，最后聚焦于我国中医药术语英译的标准化建设进程。

一、中医药术语的界定与分类

术语（term）是指专业领域中一般概念（general concept）的文字指称（verbal designation）[1]。陈原认为：

> 我们现在所说的"自然科学名词"，不是语法意义上的名词，而是当代信息科学中提到的术语。因为它不是语法上的名词，所以实际上包括了语法中的动词、名词、形容词等等。[2]

中医药术语指中医学以及中医诊疗过程中的常用术语。此类术语能够体现中医的核心概念，具有较高的实用价值。中医药术语数量繁多，分类起来有一定难度，我们可以从音节、词性和主题三方面来系统地讨论中医药术语的分类。

---

[1]　全如碱：《什么是术语?》，《术语标准化与信息技术》，2004 年（03），第 18 页。

[2]　陈原：《在全国自然科学名词审定委员会成立大会上的讲话》，《中国科技术语》，1985（01），第 29 页。

　　首先，从音节的角度来看，中医药术语中单音节词和三音节词相对较少，常用的单音节词有"厥、胀、燥、唾、窍、羸、神、痛、木、瞑、怔"等；常用的三音节词有"心包络、真火证、足三里、多年生、中成药、晕在心"等。中医药术语中双音节和四音节的词汇较多，在实际的中医诊疗过程中运用广泛，被广大群众熟知，常用的双音节术语有"盗汗、真阴、肝气、肾气、开郁、四气、四厥、心火、亡阳、相生、相克、元阳、伤寒、虚邪、虚劳、虚热"等；常用的四音节术语有"清热解毒、虚火上炎、清阳不升、内热生风、阴虚阳亢、心火离散、血脉不行、肝气无依、水火相济、心肾不交"等。除此之外中医药术语中还有不少多音节的词组和句子，例如"风为百病之长、肾为肝之母、胃为肾之关、百病皆因痰作祟、虚烦不得眠"等。此类多音节的词组和句子由于千百年来在中医诊疗过程中广泛引用，已经成为中医药理论和实践中的术语。

　　其次，从词性的角度来看，中医药术语主要为实词。实词包括动词、形容词、名词、数词、量词、代词，虚词分为副词、介词、连词、助词、拟音词。粗略来看，中医药术语多为名词、动词和形容词三类，名词类包括人体部位、穴位、中药名称、方剂名称、病理、病机、症候名等，其中包含人们熟知的各类中草药，如"黄芪、当归、五味子、川贝、鱼腥草"；也有各类症候名，如"黄疸、胸痹、阴虚火旺"；还有针灸理疗相关的人体穴位名称，如"涌泉、太冲、太白、内庭、劳宫"等。动词类主要包括症候诊疗方式、治疗手段和中药炮制方法，例如"补虚润燥、滋阴固阳、大补元气、水制、火制、水火共制、煎煮"等。形容词多为描述药理药性和症候特点的，例如"草本、多年生、啐痛、枯槁"等。

　　最后，我们从术语的主题角度来看，可以把中医药术语分为若干个大类做分类讨论。中医药所涉及的术语繁多，分类形式多样。徐象才将中医药术语分为：阴阳术语、五行术语、藏象术语、气血津液术语、病因与发病术语、病机术语、诊法术语、辨证术语、防治术语和经络术语这十个大类。[①]此分类方法适用于专业的中医医师，能帮助他们在较短时间内检索到所需术

---

① 徐象才：《中医英语1：中医基本术语英译统一化、规范化研究（上）》，海口：南海出版公司，2002年版，第1—10页。

语及其英译，但若以文化交流和传播为目的，此分类显得过于精细烦琐，本书认为可分为以下四个大类：

（一）以中医基础理论为核心的术语

以中医基础理论如"精气学说""五行学说""阴阳学说"和"五脏学说"等为核心的术语数量较多，如"阳病治阴、五行制化、木克脾土、藏而不泻"等。这类术语因涉及中医基础理论，含义较为复杂，使用者多为专业的中医医师和学习中医学的学生。

（二）以中医诊断学为基础的术语

此类术语以中医学"辨证论治"的概念为基准，包括一些常见的病症特点和判定治疗方法，例如"四诊（望、闻、问、切）、乏力、内伤发热、异病同治、扶正祛邪、温补气血、疏风解表"等。

（三）以中药为主题的术语

中药是指以中国传统医药理论指导采集、炮制、制剂，说明作用机理，指导临床应用的药物。中药包括植物药、动物药、矿物药及部分化学、生物制品类药物，以植物药居多，故有"诸药以草为本"的说法。《中药大辞典》收录的中药种类近 6000 种，其中植物药近 5000 种，而常用的中药也不过 500 多种。以中药为主题的术语包括中药名称、药性和制药方式，如"桂枝、黄芪、党参、草乌、炒法、大补元气、配伍、单行"等。

（四）以针灸为主题的术语

针灸是中医学的重要组成部分之一，是"针法"和"灸法"的总称。以针灸为主题的术语主要包括针灸理论、腧穴和针灸技术，如"发际、百会、下关、定喘、三阴交、涌泉、同身寸、留针"等。

（五）以中医养生学说为主题的术语

中医养生是指以传统中医理论为指导，遵循阴阳五行变化之规律，运用一些中医特有的方法，如调神、导引、四时调摄、食养、药养等来增强体质、预防疾病，从而达到延年益寿的一种医事活动。中医养生重在整体性和系统性，目的是预防疾病，治未病。中医认为，春夏养阳，秋冬滋阴。中医养生学与中国文化中的阴阳学说、道家思想密不可分，因此与养生相关的术语不仅数量较多，翻译的难度也较大，例如"四时阴阳，尽有经纪""外内之应，皆有表里""四气调神"等。

二、中医药术语的特点及英译

上一小节我们谈到，中医药术语数量繁多，所涉甚广，且大多术语的出处距今年代久远，有些术语的含义甚至难于考证。可以说，对于一些中医古籍中较为生僻的术语来说，仅是将其中文含义考证出来都有一定难度，相关学者往往需要从术语的词源、同族词着手，花费巨大精力才能完成。因此中医药术语本身的历史性和文化性给翻译实践带来了挑战。本小节我们将以不同时期、不同译者的译本为语料，细致地讨论中医药术语的翻译问题。

以"精气学说""五行学说""阴阳学说"和"五脏学说"等为核心的术语因涉及中医基础理论和中国传统哲学和文化，含义较为复杂，翻译起来有一定难度。一些核心概念如阴阳、五行等，译者们往往倾向于选用音译和音意合译的方法，例如，阴阳译为：In，Yang；五行译为：five Elements：Kin，Gold；Mu，Wood；Shui，Water；Ho，fire；Tu，Earth[1]；五脏译为：the five Tsang—the Heart，the Liver，the orifice of the stomach，the Lungs；六腑译为：six Fu—the small Intestines，the Gall-bladder，the stomach，the large Intestines，the Bladder，three Tsyan，the three Fire-places or stoves。[2] 面对没有中国文化背景的西方读者，单纯的音译效果不会太好，比如阴阳译为"In，Yang"，虽读音一致，但这两个符号不能和"阴阳"这个简朴而博大的中国古代哲学概念联系起来。阴阳学说是对蕴藏在自然规律背后的、推动自然规律发展变化的根本因素的描述，是各种事物孕育、发展、成熟、衰退直至消亡的原动力，是奠定中华文明逻辑思维基础

---

① Jean-Baptiste Du Halde, *Description of the Empire of China and Chinese Tartary*，Vol. 2，London：E Cave，1738，p. 185.

② Jean-Baptiste Du Halde, *Description of the Empire of China and Chinese Tartary*，Vol. 2，London：E Cave，1738，p. 190.

的核心要素。阴阳相冲化万物，世间万物，皆有阴阳之道。阴阳学说中的统一、对立和互化是无法通过"In，Yang"体现出来的。不通中国文化的西方读者是抱着想要了解中国文化的目的来阅读相关书籍的，因此单纯的音译并不能起到很好的效果。于是乎很多译者在音译的基础上解释术语含义，以期读者能够更深层次地了解中医药文化，例如"伤寒"被译为"Shang Han"，除了音译，译者还解释了"伤寒"的意思："Shang signifies to wound，to hurt；and Han，cold；that is to say，a malignant and dangerous cold"①（"伤"表示受伤、受到伤害，而"寒"表示寒冷或感冒，一种恶性的、严重的感冒）。"伤寒"一词在中医中含义较广，可分为广义伤寒和狭义伤寒。广义伤寒包括中风、伤寒、湿温、热病、温病；狭义伤寒是广义伤寒之一的伤寒，指感受寒邪引起的外感热病。② 中医所说的"伤寒"并非现代医学所指的由伤寒杆菌引起的伤寒（typhoid）。我们可以看到，译者对中医"伤寒"的理解虽然不太准确，但也并未将中医的伤寒和西医所指伤寒（typhoid）混为一谈，在译文中采用音译+解释方法就是为了让西方读者清楚"Shang Han"是中医的一个术语，使用频率较高，它可以指西方医学中的感冒发热等疾病。下面我们来看看一些中医药核心术语的英译。

（一）"五行"

和"阴阳""五脏六腑"一样，"五行"也是中医理论基础核心术语之一。"五行学说"涉及医学、哲学、文化等诸多层面，可以说，"五行"相关术语的翻译可以帮英语读者打开了解中医文化甚至中国文化的一扇门。诚然，准确详尽的英译可以帮助西方读者了解中国文化，而不准确的翻译或者误译则会适得其反。

"五行"这一简单术语对应的文化内涵相当丰富，我们很难追溯"五行学说"的源头，但它就像一条树根，深植于中医学说之中。简单来说，"五行"的基本内涵是金、木、水、火、土五种物质及其运动变化，是中国古代

---

① Jean-Baptiste Du Halde，*Description of the Empire of China and Chinese Tartary*，Vol. 2，London：E Cave，1738，p. 203.

② 参见百度科普中国词条——伤寒 https：//baike. baidu. com/item/%E4%BC%A4%E5%AF%92/370963?fr=aladdin，2021-03-01。

哲学的一种系统观,广泛用于中医、堪舆、命理、相术和占卜等方面。五行的意义包含阴阳演变过程的五种基本动态:金(代表敛聚)、木(代表生长)、水(代表浸润)、火(代表破灭)、土(代表融合)。中国古代哲学家用"五行"理论来说明世界万物的形成及其相互关系,它强调整体,旨在描述事物的运动形式及其转化关系。[①]

《中华帝国全志》"凯夫版"英译本(*A Description of the Empire of China and Chinese Tartary*)中的《〈本草纲目〉节选》("Extract of the Pen tsau kang mu,that is Chinese Herbal natural History of China,for the use of Physic")是可追溯到的最早的《本草纲目》英译本。它将"五行"译为:five Elements:Kin,Metal;Mu,Wood;Shui,Water;Ho,fire;Tu,Earth。[②]

那么,"五行"的英译是否存在一个"标准"的版本呢?在查阅了中医药术语英译相关的六部辞典或标准后,我们发现五行相关术语的英译并不存在一个标准的版本,不同辞典或标准译法不同的情况时有出现。我们查阅的六部辞典或标准是:《汉英中医药分类辞典》(1994)、《实用英文中医辞典》(2002)、《中医药学名词》(2005)、《中华人民共和国国家标准中医基础理论术语》(2006)、《中医基本名词术语中英对照国际标准》(2007)和《WHO西太平洋地区传统医学名词术语国际标准》(2007)。

这六部辞典或标准中"五行"有三种译法,分别是:(1)five elements;(2)the Five Elements;(3)five phases。《中医基本名词术语中英对照国际标准》《中医药学名词》《WHO西太平洋地区传统医学名词术语国际标准》和《实用英文中医辞典》收录的"五行"译文为five phases;《中华人民共和国国家标准中医基础理论术语》和《中医基本名词术语中英对照国际标准》收录的是five elements;《汉英中医药分类辞典》收录的译文是the Five Elements,添加了定冠词the,同时将首字母大写了,表明此为一个术语。这三种译法中,第三种five phases出现频率最高,被四部辞

---

① 参见百度百科 https://baike.baidu.com/item/% E4% BA% 94% E8% A1% 8C/156697.2021—03—01。

② Jean-Baptiste Du Halde,*Description of the Empire of China and Chinese Tartary*,Vol.2,London:E Cave,1738,p.185.

典或标准收录；第二种 the Five Elements 出现频率最低，仅有一部辞典收录；《中医基本名词术语中英对照标准》收录了"五行"的两种译文"five elements"和"five phases"。

可见"五行"接受度较高的译文是"five elements"和"five phases"，而术语首字母大写的情况其实经常出现。"elements"可指元素、要素，如古希腊著名的"四元素说"（four elements）。"四元素说"是古希腊的一种宇宙观，认为物质世界是由火、水、土、气四种元素构成的。这种观点被古希腊自然哲学家们用作探讨本原问题的起点，经过柏拉图和亚里士多德的理解和修改之后，更成为古希腊哲学宇宙论的一个重要组成部分。而"五行说"则强调的是金、木、水、火、土五种物质之间的关系及其运动变化。若我们将"five elements"译为汉语，更贴切的译文是"五元素"或"五材"。

中国历史上的"五材说"早于"五行说"，前者突出的是金、木、水、火、土这五种物质，反映了我们祖先对事物多样性及世界本原的认识与探索；而后者在前者的基础上强调了这五种物质之间的运动变化和动态平衡的关系。所以，将"五行"译为"five elements"并不能反映中国古典哲学中"阴阳五行说"的核心，即万事万物时刻都处于运动变化的过程之中。"phases"可译为"时期、阶段"，"five phases"（五时期/阶段）也很难表达汉语中"五行"的含义。有学者认为，"五行"作为中医学的核心概念之一，其内涵意义独特，在译语中没有完全对等的词汇的情况下，音译是最理想的表达方式，最好采用音译＋注解的方式将其译为："wu xing"（metal，wood，water，fire，earth and their movements used in Chinese medicine）[1]。

音译是"零翻译"的方法之一。任秀兰认为，通过音译的方式可以在目的语语义、语用、文体等层面实现准确转换，除传达原文内涵与文化元素之外，在文体风格上形成"陌生化"效果，使得源语和目的语之间达成一种合理的对应，使读者对译文的理解也能像源语读者一样的清晰。[2]

我们对音译的这种翻译方法并不陌生。在文学作品中，一些后殖民作家

---

① 任秀兰：《五行及其相关术语英译的比较研究》，北京中医药大学硕士学位论文，2018 年，第31 页。

② 任秀兰：《五行及其相关术语英译的比较研究》，北京中医药大学硕士学位论文，2018 年，第30—31 页。

也会在作品中频繁使用音译的方法，将自己的母语引入英文文本，给英语文本加入"异质"的语言成分，挑战其权威性。然而，过度的音译也会带来阅读困难，大大降低读者的阅读体验，使读者在阅读过程中对译文失去兴趣。就"五行"的翻译来看，音译+注解的翻译方法确实可行，音译的方法可以让西方读者更多地靠近中国文化，而注释则起到了解释说明的作用。不过，笔者认为，也可沿用"五行"较为通行的译法，即"five elements"，再辅以注释说明其在中医文化中的含义，解释其运动变化的关系。这样翻译的好处有两点：其一，"five elements"可以让西方读者第一时间与古希腊著名的"四元素说"（four elements）联系起来，帮助他们对中国的五行有一个大致的了解；其二，更利于西方读者记忆，且补充的注释能清楚地展示中国五行说和古希腊四元素说的异同。

"五行"相关的一些术语在英译上有一定难度，例如出现频率较高的"五行相生""五行相克""五行相乘"和"五行相侮"。"五行相生"指木、火、土、金、水五行之间存在有序的递相滋生、助长和促进的关系，如木生火，火生土，土生金，金生水，水生木。"五行相生"中"相"的本意是"递相"，而非"互相""递相"强调顺序和规律，"互相"则欠缺一个恒定的规律，杂乱无章。"五行相生"中的"生"的含义是滋生、助长和促进。较为通行的译法有以下四种：（1）generation among five elements（《中华人民共和国国家标准中医基础理论术语》）；（2）mutual generation of five phases（《中医药学名词》）；（3）generation of five elements/phases（《中医基本名词术语中英对照国际标准》）；（4）interpromoting（producing）relation of the Five Evolutive Phases or Elements（《汉英中医药分类辞典》）。其中，"五行相生"的"相生"因为是一个动态的过程，所以翻译难度较大。这四种译法中，（2）和（4）想要体现中国文化中"五行"运动变化的关系，"mutual generation of five phases"中的"mutual"意为"互相"，"interpromoting（producing）relation of the Five Evolutive Phases or Elements"中的"interpromoting"也有"互相"之意，两者都可以理解为"相互促进、滋生"。任秀兰认为，"mutual"和"inter-"都体现了相互关系，但这和"五行相生"中"相"的含义不同。前者是相互，后者是递相，前者杂乱无序，后者有序可循。而将"生"译为"generate"或"engender"也不妥，因为"五行说"中的"生"并不指产生，而是指滋养，如中医"五行说"中的"木生火"对应的是肝脏对心脏的滋养，并不是产生另外的物质。任秀兰认为可将"五行相生"译为"successive promotion of wu xing"①。

可以说，从中医学的角度来看，任译比前面谈到的四种译法更准确。同理，"五行相克""五行相乘"和"五行相侮"可分别译为"successive restriction of wu xing""successive over-restriction of wu xing"和"successive counter-restriction of wu xing"。② 从任译我们可以看出，想要准确地翻译中医药术语，译者必须对中医学有一定了解，例如要准确翻译"五行相乘"和"五行相侮"就要理解这两个术语的含义，这也是许多国外译者难以准确翻译中医药术语的根本原因。

（二）"精气神"

"精气神"也是中医的核心概念。中国人所说的"精气神"最早是一个道教内丹学术语，指人的精神力气。而道教内丹学的精、气、神概念乃发端于先秦哲学与医学，先秦哲学与医学的"精神"与"精气"概念被道教吸收，重新组成道教内丹学的"精气神"，即人之"三宝"。

在人体中，"精"指构成人体生命活动各层次的有形元素，常呈固体或液体状态；气，泛指无形状态之精微物质，在人，则指构成人体生命活动的基本无形元素，常呈气体状态；神，泛指精气之活力，在人，则指构成人体生命活动的各层次的形态功能变化活力，比如，新陈代谢、吐故纳新的过程等。精、气、神三者之间是相互滋生、相互助长的关系。

从中医学的角度来看，人的生命起源是"精"，维持生命的动力是"气"，而生命的体现就是"神"的活动。所以说精充气就足，气足神就旺；精亏气就虚，气虚神也就少；反过来说，神旺说明气足，气足说明精充。中医评定一个人的健康情况，或是疾病的顺逆，都是从这三方面考虑的。因此，古人有"精脱者死，气脱者死，失神者死"的说法，即"精、气、神"

---

① 任秀兰：《五行及其相关术语英译的比较研究》，北京中医药大学硕士学位论文，2018年，第32页。

② 任秀兰：《五行及其相关术语英译的比较研究》，北京中医药大学硕士学位论文，2018年，第43-44页。

三者是人生命存亡的根本。^①

"精气神"的准确翻译有赖于译者对这三个概念的准确理解，这对于外国译者来说有一定难度。在《中华帝国全志》"凯夫版"英译本（1738）中有这样一段话：

> In general，our life depends upon the regular Motion of the Spirits：Of these there are three sorts；the Vital which we call Tsing；the Animal，which we call Ki；and a third Degree of Spirits，much more noble，more free from Matter，and to which the Name of Spirit does much better agree，which are called Shin. ^②

> *（一般来说，我们的生活取决于"精神"的规律运动：所谓"精神"可分为三大类："精"即活力；"气"即生命、呼吸；第三类"精神"最崇高，更加脱离实体的束缚，与"精神"之名最为契合，我们称之为"神"。）*^③

可以看出，此处对中医学"精气神"的理解虽有一定偏差，但三者之间运动变化的关系还是比较明确的。第一句话中用"the regular Motion of the Spirits"指出了"精气神"三者之间的运动关系，让西方读者了解到这三者不是静止的。接着详细解释了"精气神"三者，指出所谓"精神"（the Spirits）实则分为三部分，"精"，最重要的部分，即"生命活力"（Tsing，the vital spirits）；"气"，生命、呼吸（Ki，the animal）；"神"，第三种精神（Shin，the third degree of spirits），也是没有实体的、最难于感知的部分。《灵枢·决气》有云："两神相搏，合而成形，常先身生，是谓精。"中医中的"精"有广义和狭义之分，广义的"精"可指人体内一切精微物质；狭义的"精"则指生殖之精。"精"是产生生命、维持生命活动最基本的物质。而"气"既无形又有形，也是构成人体的最基本物质。"神"则是"精"和"气"的外化体现，"精气神"三者互相滋生，边界并不十分清晰。此段英文

① 参见中国中医药网 http://www. cntcm. com. cn/zywh/2019－04/17/content _ 59354. htm，2021－03－01。

② Jean-Baptiste Du Halde，*Description of the Empire of China and Chinese Tartary*，Vol. 2，London：E Cave，1738，p. 232.

③ 笔者译。

虽简略地介绍了"精气神"三者，也指出了它们之间运动变化的关系，但并未明确表明三者之间相互滋生、相互助长的关系。

从翻译方法的角度来看，此处译者采用了音译＋解释的翻译方法，如"精"被译为"Tsing, the vital spirits"。《中华帝国全志》"凯夫版"英译本发行时间较早，由于资料的匮乏，当时西方读者对中医药文化了解有限，但它较为准确清楚地翻译了一些中医学的核心概念和理论，对"精气神"的解释也没有流于表面，实属难能可贵。《汉英中医词典》（*Chinese-English Dictionary of Traditional Chinese Medicine*）（欧明编撰，1986）将"精"译为"essence of life"，将"气"译为"air, refined substance, vital energy"，将"神"译为"spirit, mind"。《英文中医词汇入门》（*Introduction to English Terminology of Chinese Medicine*）（魏逎杰、冯晔编撰，2002）将"精"译为"essence"，将"气"译为"qi"，将"神"译为"spirit"。可以看到，《汉英中医词典》和《英文中医词汇入门》所收录的译文较为简洁，并未涉及中医学中"精气神"三者之间的关系，相较之下，《中华帝国全志》"凯夫版"英译本中收录的译文更详尽，更利于外国读者真正了解这一术语。

（三）"气疾"和"天葵"

我们发现有译者在面对比较难翻译的中医药术语时采取了回避的态度，如《补注洗冤录集证》有一句："凡因争斗致死而尸上无痕损，此或是被伤人旧有宿患气疾，或是未殴以前先曾饮酒，醉及争斗，时有所触碍，以致气绝而死也。"[1] 翟理斯的译文为：

Where a man dies in consequence of blows received in a fight but has no wounds visible，it may be that he was suffering from a disease of long standing，or had taken too much to drink before he began to fight，and then from striking against something during the fight，injured

---

[1]　参见《童镰补注洗冤录集证》清光绪三年丁丑浙江书局刊本。

himself so that he died. [1]

原文"被伤人旧有宿患气疾"中的"气疾"是中医学术语中的一个病症名。这里的"气"指"五气",即"肺气、心气、肝气、脾气和肾气"。从现代医学的角度来讲,中医所说"气疾"多指呼吸系统、循环系统和淋巴系统紊乱引起的疾病,肝、脾病变引起的不适有时也归入气疾类。[2] 翟理斯将"气疾"译为"a disease of long standing",意为"一种长期存在的疾病/一种慢性病/一种基础疾病",虽然不影响读者理解,但更为笼统,原文意义传达不够准确,有欠额翻译的特征。而原文中的"气绝而死"被译为"he died",更是忽略了原文中的"气绝",只是将结果告知读者。从这两处我们发现,翟理斯在翻译时注重把原著的主要内容传递给读者,但由于对中医学的一些术语不甚清楚,又或许考虑到读者的接受问题,在翻译一些富有文化内涵的中医学术语时,会回避一些译者认为比较难于理解的部分,转而用西方人更熟悉的方式传递原文主要内容。

这种归化的翻译策略在早期的中医药典籍译文中非常常见,又如《上古天真论》中两句:

> 七七任脉虚,太冲脉衰少,天癸竭,地道不通,故形坏而无子也。(女子)

> 七八肝气衰,筋不能动,天癸竭,精少,肾藏衰,形体皆极。(男子)

这两句的意思是:

> 女子四十九岁左右,主生殖之肾精已竭尽,月经停止,失去了生育的能力,身体的机能也进入减退的阶段。

> 男人到了五十六岁时,生育能力下降,肝肾功能也开始衰退,身体无论从内到外均呈衰退之象,于是头发和牙齿开始脱落。

---

[1] Herbet A. Giles, "The 'Hsi Yuan Lu' or 'Instructions to Corners'", in Journal of the *Royal Society of Medicine*, 1924 (17), p. 87.

[2] 参见百度词条——气疾 https://baike.baidu.com/item/% E6% B0% 94% E7% 96% BE/5192770?fr=aladdin, 2021-03-03。

威斯译文：

When she reaches the age of forty-nine she can no longer become pregnant and the circulation of the great thoroughfare pulse is decreased. Her menstruation is exhausted，and the gates of menstruation are no longer open；her body deteriorates and she is no longer able to bear children.

At fifty-six the force of his liver deteriorates，his muscles can no longer function properly，his secretion of semen is exhausted，his vitality diminishes，his testicles (kidneys) deteriorate，and his physical strength reaches its end. ①

中医所说"天癸"中的"天"指先天，"癸"，指癸水。"天癸"就是藏于肾中具有促进生殖功能的一种先天而生的物质。② "天癸"在现代医学中找不到对应词，译者威斯在翻译时将"天癸"分别译为"menstruation"（女子的月经）和"secretion of semen"（男子精液的分泌）。

威斯采用了归化的策略将原本富有中医药文化内涵的术语"天癸"译为西方读者能够快速理解的概念。归化的翻译策略是向读者靠拢，有利于读者的阅读体验，但过度的归化并不适用于中医文献。因为中医文献翻译的主要目的在于传播中医药文化，而中医药术语大多是文化负载词，是传播中医药文化的主要载体，无论是省略不译或是过度归化都不利于中医药文化的传播。

对于一些中医药文化的核心术语，如"精气学说""五行学说""阴阳学说"和"五脏学说"相关的术语，我们建议尽量采用音译加注释的方式，以助于西方读者认识中医药文化话语体系，而对于一些与诊断学相关的术语则可以适当选用归化的翻译策略。然而需要注意的是，归化的翻译策略可能导致误译，例如我们在威斯的译文中发现她将"经脉"译为"arteries (veins)"（动脉、静脉），"伤寒"译为"typhoid fevers"（西医所称"伤寒病"）。

---

① Ilza Veith, *The Yellow Emperor's Classic of Internal Medicine*，Los Angeles and London：University of California Press，1972，pp. 99－100.

② 王洪图：《内经选读》，上海：上海科学技术出版社，1997年版，第35页。

（四）术数

《黄帝内经·上古天真论》中谈到"术数"一词。"术数"，也写作"数术"，是古人用来推理、归纳自然界与人事、政治、社会之间联系的数行方术，其基础是阴阳五行、天干地支、河图洛书、太玄甲子数等。

"术"，指方术；"数"，指气数、数理。方士们用术数来占卜个人甚至国家的命运吉凶。《黄帝内经·上古天真论》有云："上古之人，其知道者，法于阴阳，和于术数。"《汉书·艺文志》将天文、历谱、五行、蓍龟、杂占、形法六方面列入术数范围。《中国方术大辞典》把凡是运用阴阳五行生克制化的数理以行占卜之术的皆纳入术数范围，如星占、卜筮、六壬、奇门遁甲、相命、拆字、堪舆、择日等。[①] 可以说，"术数"是中华古代神秘文化的主干内容。

因此，"术数"一词的翻译颇为棘手。威斯将"术数"译为"the arts of divination"（占卜的艺术）解释了其意，并用脚注进一步对其做了解释：

Wang Ping says：术数 are the great rules of the protection of life. These characters, translated by J. J. M. de Groot as "Kunst rechnen (Universismu，p321)，are the name of an ancient science combining astrology and divination. The chronomancy of the calendar represents one of the phases of these artful calculations"。[②]

威斯在脚注中引用了王冰的解释。王冰，号启玄子，又作启元子。约生于唐景云元年（710），卒于贞元二十年（805），里居籍贯不详，唐代医家。王冰年轻时笃好养生之术，留心医学，潜心研究《素问》达12年之久，后著成《补注黄帝内经素问》24卷81篇，为整理保存古医籍做出了突出的贡献。后人的《素问》研究多是在王冰研究的基础上进行的。王冰曾说，"术数者，保生之大论"（the great rules of the protection of life），他认为术数即养生之术。格鲁特将"术数"翻译为"一门将占星术和占卜术结合起来的

---

① 参见国学文化网 http://www. xxmu. edu. cn/gxw/info/1005/1091. htm，2021-03-01。

② Ilza Veith, *The Yellow Emperor's Classic of Internal Medicine*, Los Angeles and London：University of California Press，1972，p. 97.

古老科学"（the name of an ancient science combining astrology and divination）。这两位对"术数"的解释和翻译可以有效地帮助西方读者理解这个术语。

我们知道，翻译的目的就是让不懂原文的读者通过译文知道、了解甚至欣赏原文的思想内容及文体风格。一般来讲，译者作注的目的是帮助译文读者真正读懂某段文字，帮助他们感受、理解原作者藏在字里行间的深刻内涵，体会原文风格。以注释的形式将一些必要的信息补充给读者，是很多译者常用的方法，但是否加注、如何加注是每位译者都必须考虑的问题，因为过度的注释会导致阅读困难，降低读者阅读的流畅感。

通常来说，文学类作品的翻译应该更多地考虑译本的美学功能，过度的注释会降低原文美感，使读者丧失阅读兴趣；而非文学类作品的翻译则更多地考虑原文的信息功能，注释便是传递信息的一个更好的方式。因此，对于文学类作品的翻译，我们不推荐加入过多注释，而非文学类作品的翻译则可以适当使用注释来传递必要信息，帮助读者理解原作品的含义及文化内涵。

事实上，无论是对于文学文本抑或非文学文本，译者都不能随心所欲地加注。曹明伦认为，译者加注应以下列六点为准则：1. 当注必注，不偷懒懈怠；2. 点到为止，不画蛇添足；3. 准确精当，不误导读者；4. 客观合理，不为注而注；5. 随文注释，方便读者；6. 标记清楚，体例统一。[1] 加注的方式多样，常用的有夹注、脚注和尾注，译者会根据实际情况选择。

威斯在翻译《黄帝内经》时除了使用尾注，夹注也有出现，请看例句："上古之人，其知道者，法于阴阳，和于术数。"威斯译文为："In ancient times those people who understood Tao（the way of self cultivation）patterned themselves upon the Yin and the Yang（the two principals in nature）and they lived in harmony with the arts of divination."[2] 此句中用到两处夹注，一次是解释"道"，另一次是解释"阴阳"。两者都是文化负载词，也是中国文化、中医文化的核心词。读者能否正确理解将影响他们后续的阅读体验，因此作注释势在必行。此处威斯没有选用脚注或尾注的方式，

① 曹明伦：《英汉翻译二十讲》，北京：商务印书馆，2019 年版，第 75 页。
② Ilza Veith, *The Yellow Emperor's Classic of Internal Medicine*, Los Angeles and London: University of California Press，1972，p. 97.

而是直接在文中作了夹注。

"道"（Tao，the way of self cultivation）以及"阴阳"（the Yin and the Yang，the two principals in nature）的注释都不太长，符合作夹注的条件。字数较多的注释我们不推荐作夹注，更好的方式是脚注或尾注，但篇幅较长的作品，如《黄帝内经》的译本，因内容较多，注释量大，也不推荐作尾注，读者查阅起来过于烦琐，脚注更为适合。综合来看，此处威斯选择夹注的方式解释"道"和"阴阳"很合理，一方面不影响排版的美观性，另一方面方便读者阅读。

（五）经脉

"经脉"是运行气血的主要通道，中医指人体内气血运行的通路。经是直线和主干之意，与络相对而言。经脉可分为正经和奇经两类。正经有手足三阴经和手足三阳经，合称"十二经脉"，是气血运行的主要通道。奇经有八条，即督、任、冲、带、阴跷、阳跷、阴维、阳维，合称"奇经八脉"，有统率、联络和调节十二经脉的作用。

"经脉"是中医学概念，与中医的用药以及针灸密切相关，但西医无法证实其存在。在早期的中医英译本中，"经脉"大多被译为"vessel"（血管）。因为西医中没有"经脉"这一概念，其形态作用又与西医中的"vessel"相似，所以大多数译者都选择使用归化的翻译策略，将其译为"vessel"。这样译的优势是靠近读者，让读者能够较为轻松地阅读译文，但劣势也非常明显，因为中医所说"经脉"明显与西医所说"血管"有一定区别。"血管"是看得见摸得着的管道系统，由动脉、静脉以及动静脉之间的毛细血管组成，是血液运行的通路，血液通过血管将氧气及营养物质输送到身体各组织器官，氧气代谢后的二氧化碳以及其他产物，又通过静脉系统输回心脏，完成血液的循环。

"经脉"是中医学的核心概念之一，与中医针灸、诊断学密切相关，因此归化的翻译策略从短期来看规避了读者的阅读困难，但从长期来看，并不利于读者理解中医文化。吕聪明在翻译《黄帝内经灵枢》（译名：The Yellow Emperor's Book of Acupuncture）时，摈弃了前人的译法，将"经脉"译为"meridian"，如"督脉"译为"axis meridian"。他在译本的前言中写道：

> one of the extraordinary meridians called "Tu-Mo" which has been
> conventionally translated as "Governing Vessel" but which is here
> translated as "A Meridian". The justification for departure from
> convention in this case is that the Chinese idiom "To" means "to
> govern", it also means "middle". However，when the idiom in
> question is used in combination with "MO", the expression "Tu-Mo"
> should mean the middle meridian instead of the governing vessel. This
> is in accordance with the Chinese classics. Moreover. there seems no
> reason that the idiom "MO" should be translated as "vessel"; it should
> be translated as "meridian" in order to remain consistent. The "Tu-
> MO" travels like a line that divides the human body into two
> symmetrical parts not unlike an axis, and for this reason，it is here
> translated as the "axis meridian". ①

　　译文：其中一条重要的经脉被称为"督脉"，它通常被翻译为"统御血管"（Governing Vessel），但在本书里被译为"经脉/子午线"（meridian）。而这么翻译的理由是：汉语"督"的意思是"统治"，也有"居中"之意。然而，当这个字和"脉"一起使用时，"督脉"一词应指"居中之经脉"，而不是指"统治之经脉"。这与中医典籍相对应。此外，似乎没有理由把术语"脉"翻译成"血管"（vessel）；为了使译文术语统一，应译为"经脉/子午线"。"督脉"的运行就像一条线，把人体分成两个对称的部分，就像一个轴，因此，将其译为"经脉/子午线"。②

　　吕聪明翻译时采用了异化的策略，更多地靠近原文本，他并没有延用之前的译法，将"经脉"译为"血管"。他清楚地指出，中医中的术语"脉"与西方医学中的血管有不同之处，并且以"督脉"为例，形象地解释了他将

---

　　① 参见《黄帝内经灵枢》吕聪明（Henry C. Lu）1973 年的译本 *The Yellow Emperor's Book of Acupuncture*，前言。

　　② 笔者译。

其翻译为"经脉/子午线"（meridian）的原因。他的这种异化翻译策略从长远来看有利于中医药文化的传播，让西方读者更好地了解中医药文化。他的译法也是《WHO针灸经穴命名国际标准》的推荐译法。"经脉"的译文除了"vessel""meridian"，文树德在其《难经》译本中还有"conduit"（导管、水管）的译法，一方面示其有传导之意，另一方面与西医的血管区分开来。

（六）辨证论治

"辨证论治"，又称为"辨证施治"，包括辨证和论治两个过程。辨证即是认证识证的过程。"证"不同于"症"，"证"是对机体在疾病发展过程中某一阶段病理反应的概括，包括病变的部位、原因、性质以及邪正关系，反映这一阶段病理变化的本质。"证"比症状更全面、更深刻、更正确地揭示疾病的本质。所谓辨证，就是根据四诊（望诊、闻诊、问诊、切诊）所收集的信息，通过分析、综合，辨清疾病的病因、性质、部位以及邪正之间的关系，概括、判断为某种性质的证。

论治又称施治，是根据辨证的结果确定相应的治疗方法。辨证和论治是诊治疾病过程中相互联系不可分离的两部分。辨证是决定治疗的前提和依据，论治是治疗的手段和方法。通过论治的效果可以检验辨证正确与否。辨证论治是认识疾病和解决疾病的过程，是理论与实践相结合的体现，是理法方药在临床上的具体运用，是指导中医临床工作的基本原则。辨证论治是中医认识疾病和治疗疾病的基本原则，是中医学对疾病的一种特殊的研究和处理方法。[①]

可以说，辨证论治是中医学的核心概念之一，正确地理解辨证论治可以更好地理解中医文化。正因如此，辨证论治这一术语在中医古籍英译本中出现的频率较高，译文也是多种多样，比较常见的有：

译文一：election of treatment based on the differential diagnosis，直译回来的意思是"根据不同的诊断选择治疗方法"。但实际上中医中的"证"

---

① 参见百度词条——辨证论治 https://baike.baidu.com/item/%E8%BE%A8%E8%AF%81%E8%AE%BA%E6%B2%BB/8074883?fr=aladdin，2021−03−01。

也不是西医所说的"诊断"。译文一在外国读者看来不过是西医中的一个常识，就如同诊断的病症不同，便会采取不同的治疗方法。这样的解释虽然很好理解，但实际上与中文的含义有一定偏差。

译文二：different diagnosis in accordance with the eight principal syndromes。此译中包含另外一个术语，即"the eight principal syndromes"（八纲辨证）。"八纲辨证"中的"八纲"是辨证的总纲，包括阴、阳、表、里、寒、热、虚、实。"八纲辨证"就是运用八纲通过四诊所掌握的各种临床资料进行分析综合，以辨别病变的部位、性质、邪正、盛衰及病症类别等情况，从而归纳为表证、里证、寒证、热证、虚证、实证、阴证、阳证。比如一个患者主诉头痛，那么首先要分清头痛的性质，是虚性头痛还是实性头痛，是外邪侵犯引起的头痛还是脏腑本身病变引起的头痛。[①]

译文二直译回来的意思是"根据八纲辨证做出不同诊断"，此译比译文一更贴近原文含义，但"八纲辨证"只是中医临床常用的辨证方法之一，余下的方法还有：气血津液辨证、脏腑辨证、六经辨证、卫气营血辨证、三焦辨证、经络辨证。

译文三：analyzing and differentiating pathological conditions in accordance with the eight principal syndromes，直译回来的意思是"根据八证对病理情况进行分析和鉴别"。这里的"八证"也是指"八纲辨证"中的"表证、里证、寒证、热证、虚证、实证、阴证、阳证"。

译文二和译文三虽含义上更接近原文，但由于术语之中又有术语，外国读者理解起来比较吃力，在实际的翻译过程中，译者可以在文中作注加以解释说明。在一些专业性较弱的中医药文化宣传资料中，"辨证论治"这一术语更多地选用了较为简明的译法，如"treatment based on syndrome differentiation"和"syndrome differentiation and treatment"。这类简明的音译虽然不能准确地将中医学中"辨证论治"这个核心概念完整地传递给外国读者，却可以大大降低西方读者的阅读难度，可以达到中医药文化交流传播的目的。

---

① 参见百度词条——八纲辨证 https://baike.baidu.com/item/%E5%85%AB%E7%BA%B2%E8%BE%A8%E8%AF%81/554171?fr=aladdin，2021-03-01。

三、中医药术语英译存在的主要问题及归因

从前面的分析我们可以看出，无论是中国译者还是外国译者，在翻译中医学的一些核心术语时，都考虑到了文字层面和文化层面的双重含义，大多数中医药术语的英译都比较准确，也偶有翻译不准确或误译的情况出现。其中，翻译不准确的情况主要是源于译者对中医药文化的不完全了解，尤其是对一些在中医学里含义相近的概念有所混淆。比如中医常说的"寒"与"凉"，具体一点的"畏寒""寒湿"和"辛凉"等词，在英译时许多译者并未将其区分开来，而是统一译为"cold"。但中医有"四气五味"之说，四气五味是中药药性理论的基本内容之一，指中药的性质和滋味。"四气"又称四性，是指药物有"寒、热、温、凉"这四种不同药性。寒凉和温热是两种对立的药性，而寒与凉、热与温之间只是程度的不同。另外还有平性，即药性平和。一些译者在翻译中医文献之前可能对"四气"并不十分了解，所以在翻译时将它们混为一谈。

在中医典籍英译中，误译产生的原因与语言体系和文化背景相关。中国译者对英语不熟练或西方译者对中医药文化了解不透彻都可能造成误译。我们知道，语言和文化是不可分割的。中医药文化的历史性和专业性使中医药文化的对外传播与交流难度提升。对于土生土长的中国人来说，若没有经过系统的学习，也很难完全理解中医典籍中的含义，更不要说那些母语是英语的外国译者了。他们往往需要经过长时间的学习和钻研，才可以着手从事中医翻译，且大多数外国译者居住于国外，遇到不理解的地方很难及时向精通中医医理的专业人员请教。

无论是西方译者还是中国译者，在从事中医英译时，都会首先尝试在目的语中找到源语的对应项。然而，在不同语言、文化体系中，术语、词语并不一定是完全对应的，这一点在中西医文化中特别明显。比如，一些在西医文化中存在的概念可能在中医药文化中并不存在，例如西医的血管和中医经络。如前文所讲，一些译者在翻译中医术语"经络""经脉"之时，会用"vessels"（血管）一词，但这并不准确，甚至可以说是误译。因为"经络""经脉"是中医学的核心术语，只有正确地了解中医所说"经络""经脉"，才有可能在中医学的视角下观察人体的构造。错误地将"经络""经脉"翻

译成"vessels"（血管）只会误导读者，让读者认为中医所说的"经络""经脉"就是西方解剖学所说的"血管"。但实际上，西方人诟病中医学的理由之一就是称中医学缺乏解剖学的理论支撑。

　　除了"经络""经脉"，中医所说的"气"，如"正气""邪气""气虚"等，都无法在西医中找到对应项。英文中的"air"无法准确体现中医里的"气"。我们在谈"精气神"的英译时谈到，比较准确的翻译有：Ki, the animal spirits（"气"，动物的精神）；"air, refined substance, vital energy"。由这两种英译我们发现，对于不能在西医文化中找到对应项的中医药术语，可以采用音译＋解释性翻译的方法，或采用文字层面的对应项＋解释性翻译的方法。这里"气"的第一种译文"Ki, the animal spirits"就是采用了音译＋解释性翻译的方法。译者已经发现中医所说的"气"和英文的"air"并不完全对应，于是音译"Ki"，再加以解释，帮助读者理解。"气"的第二种译文"air, refined substance, vital energy"采用了文字层面的对应项＋解释性翻译的方法，"air"只是两种语言文字层面的对应项，所以必须在后面补充其真实含义，如"refined substance, vital energy"等。这两种翻译方法都是可取的。反之，如果译者在翻译时忽略了这一类文化缺失，而只是追求文字层面的对应，那么他的译文只会带来理解偏差，无法真正推动中医药文化的传播。

　　总的来看，中医药术语英译存在的主要问题是翻译不准确或误译，但这也是翻译活动不可规避的。因为中医药文化的历史性和专业性，以及中西医文化之间存在的文化含义缺失都给中医药术语英译带来了较大难度。相应地，译者们也采取了有效的办法，在考虑到读者接受的情况下，忠实地翻译中医药术语的含义，使中医药文化得到有效的传播和交流。

四、中医药术语英译的标准化建设

　　从前面的分析我们可以看出，中医药术语的英译还存在不规范、不统一的情况，同一术语存在多种译法，且不同译者有自己独特的翻译思路和方法。在早期的中医药典籍英译中，大多数译者都以自己的理解为翻译中医药术语的大前提，很少有译者去查阅前人的译文并继续使用。然而，中医药术语本身就是中医药文化和中国文化的重要载体。正所谓"名不正则言不顺，言不顺则事不成"，术语作为科学发展和文化交流的载体，它的规范化建设具有重要意义。

大多数中医药术语的形成年代久远，人文哲学对古代中医学的影响深刻，中医药术语的历史性、人文性使其翻译难度增加。除此之外，中医药术语还存在一词多义、多词一义的现象，如中药益母草，又称坤草、茺蔚草等；金银花，又叫忍冬、双花。中医药术语的这些特点使中医药术语英译标准化建设更加困难。

所谓"中医药术语英译标准化建设"，是指通过建立一种标准化的术语集，来规范中医药术语的英译，避免误解和歧义。原中华人民共和国国家质量监督检验检疫总局颁发的《中华人民共和国国家标准（GB/T20001.1－2001）·标准编写规则》指出，术语标准化的目的是分清专业界限和概念层次，为每个术语标准建立相应的概念体系。各个行业的术语标准的编写应当与已经发布的国家标准、行业标准相协调，与相应的国际标准的概念体系尽可能保持一致。①

术语标准化建设一直是世界各个国家各个领域都比较关注的话题，由此衍生出的各类机构组织也较多，如国际标准化组织（ISO）。随着文化交流的日益加深，中医药文化已日渐走出国门，许多海外友人、学者都对古老的中医学表现出极大兴趣，中药也被越来越多的国家和人民认可。为了加快中医药文化的传播，中医药术语的规范化建设刻不容缓。虽然已经有一些中医药汉英对照辞典的出版，但各辞典收录的词条英译版本也各不相同，学界对这类辞典和中医药术语英译标准化建设还是多有争议。世界中医联合会秘书长贺兴东表示：

> 目前，中医药已经在世界上130多个国家和地区"开枝散叶"，但中医药学术国际交流还是面临"语言不通"、"一个名词各自表达"的尴尬。比如治疗肝阳上亢症的原则是"平肝潜阳"，而这个词，以往为了阐述这一中医专用术语的意思，仅英文译本就有十多个。②

---

① 转引自宋海英：《中医病因学基本术语英文翻译标准的对比研究》，辽宁中医药大学博士学位论文，2013年，第28页。

② 参见中国侨网 http://www.chinaqw.com/hqhr/hrdt/200704/09/68465.shtml。2021－03－01。

前面我们谈到，中医药术语特有的人文色彩、哲学性质使不同的译者面对同一术语时可能产生不同的理解。中医药术语的历史性、人文性和哲学性使得中医药术语标准化建设的具体实施困难重重。我们从英译的角度来说，首先要制定中医药术语英译的基本原则。宋海英认为，翻译中医药术语时，译者应遵循以下五项原则：

（1）科学性原则（scientificity）。中医药学英文翻译首要的原则就是注重科学性。而要达到科学性翻译就应注意两个方面，即翻译的准确性和简洁性。

（2）客观性原则（objectivity）。由于中医本身含人文科学成分的术语相对较多，一般要求客观地将其本身含有的深层次的实际含义表达出来，按其实际意义客观地意译。

（3）约定俗成原则（arbitrariness）。中医学独特的名词术语在英语语言中很少有真正等值的对应词。因此，有时人们挖空心思搞出来的英译文总有"词不达意"的感觉。所以对于目前翻译界已经通行的译名，可能与前述原则不完全符合，但是仍然可以采用。

（4）实用性原则（practicality）。中医药术语的英译文应具有可接受性（acceptability），易于为以英语为母语的外国人所理解，这样才能帮助他们更好地学习、掌握中医药知识，促进中医药文化的国际交流和传播。

（5）同一性原则（indentity）。同一概念的名词只用同一个词对译，体现该译文前后的一致性，避免混淆，从而体现制定标准的必要性和优越性。①

医学翻译与文学翻译不同，前者主要传递原文的信息功能，而后者主要传递原文的美学功能，使读者感受到原文的文体风格，得到审美上的愉悦。医学具备科学的属性，医学翻译必然要注重科学性，即翻译时必须做到简洁准确。然而中医英译和西方的医学翻译略有不同，在注重译文的准确性和简洁性的同时不能忽视中医药术语的中国文化和哲学属性，也就是说，译者在翻译中医药文献时，除了传递原文的信息功能，还应关注其文化交流的目的。

---

① 宋海英：《中医病因学基本术语英文翻译标准的对比研究》，辽宁中医药大学博士学位论文，2013年，第30—31页。

宋海英在谈到"约定俗成原则"时引用了翻译家张树柏在《谈谈科技论文的翻译》一文中说过的一句话："一个译名只要大家通用，就能成立"，并以"五行"的英译说明此原则——"五行"，是指"木、火、土、金、水五种物质及其运行变化"，译为"five elements"，这种译法按中医的意义是不符合的，但是目前中医翻译界普遍用这个译词。① 从术语翻译的角度来看，"约定俗成原则"可以算得上是一个通用原则，它不仅仅局限于中医药相关术语的翻译。事实上，绝大多数领域的术语翻译都遵循这一原则。

不过，早期的一些中医典籍主要是由外国译者完成的，他们中间也有一些译者对中医药文化并不十分了解，所以误译、误释的现象时有发生。虽然"一个译名只要大家通用，就能成立"，但我们也可以通过翻译来争取话语权，做到"中国人讲述中国故事"，让西方读者了解真正的中医文化，推动中医药文化的对外传播与交流。事实上，译者们也正在用实际行动向我们展示这一点，例如中医中的"经脉"最初被译为"vessel"（血管），后陆续有译者注意到二者区别，将其译为"meridian"（经脉/子午线）（吕聪明译）或"conduit"（导管、水管）（文树德译）。

宋海英所说"同一性原则"，即同一概念的名词只用同一个词对译，例如，中医所说的"毒"译为"toxin"，那么相应的"寒毒"译为"cold toxin"；"燥毒"译为"dryness toxin"。再如，"邪"译为"pathogen"，那么"时邪"译为"seasonal pathogen"，"火邪"译为"fire pathogen"。这一原则可以有效地帮助中医药术语英译的规范化建设，使译文更为清楚明了，也利于同源术语的追溯，值得提倡。

付明明认为，译者在从事中医药术语英译时，应首先遵循一个总的标准，即"一切英译都应当忠于原文"，在这个总标准的指导下，可以细化到"忠于中医原文内容""忠于中医原文形式""忠于中医原文效果"和"忠于中医原文功能"等为实现不同目的而服务的具体的标准。② 刘芳华认为，中医学的独特理论体系使其无法在英语语言体系以及西医医学体系中找到完全

---

① 宋海英：《中医病因学基本术语英文翻译标准的对比研究》，辽宁中医药大学博士学位论文，2013年，第31页。

② 付明明：《中医英译史梳理与存在问题研究》，黑龙江中医药大学博士学位论文，2016年，第99页。

对应的专业用语。有时即使字面意义相似，在文化内涵上也存在差异。因此，中医药术语英译标准化建设对中医药术语的英译实践意义重大。她强调中医药术语英译标准不能和中医药英译标准混为一谈，应将两者区分开来。[①]

笔者认为，译者在从事中医药术语英译时，需时刻牢记中医英译的根本目的是服务于中国文化和中医药文化的传播与交流，而中医英译的标准也应以此目的为导向，一方面要考虑到中医药文化的有效传播（对于一些文化负载词，译者在选择翻译策略时要避免过度归化），另一方面也要考虑到读者接受的问题（避免产生晦涩难懂、令人望而却步的译文）。

2000 年，全国科学技术名词审定委员会（China National Committee for Terms in Sciences and Technologies）组建了中医药学名词审定委员会。全国科学技术名词审定委员会（原称"全国自然科学名词审定委员会"）是经国务院批准成立，由科学技术部和中国科学院共同领导、中国科学院代管的全国性机构。中医药学名词审定委员会编撰的《中医药学名词》2005 年由科学出版社出版，该书的主要内容包括：总论，医史文献，中医基础理论，诊断学，治疗学，中药学，方剂学，针灸学，推拿学、养生学、康复学，内科疾病，外科疾病，妇科疾病，儿科疾病，眼科疾病，耳鼻喉科疾病，肛肠科疾病，皮肤科疾病，骨伤科疾病等 18 个部分，共收录词条 5283 条。

除此之外，中国中医药出版社 2004 年出版的《中医药常用名词术语英译》共收载中医药常用名词术语 4626 条，其中包括中医基础理论 731 条，中医诊断学 820 条、各科疾病 1163 条、治则治法 337 条、针灸 274 条、中药与方剂 1221 条、中医典籍 80 条；2008 年李照国撰写的《中医基本名词术语英译国际标准化研究——理论研究、实践总结、方法探索》由上海科学技术出版社出版，此书将收录的 4000 多条中医术语的英文翻译进行了系统的比较研究，实用性强，对于中医翻译工作者、中医药院校师生、中西方中医爱好者都有一定的参考价值。

[①] 刘芳华：《中医词汇的英文翻译研究——以〈中医汉语综合教程〉为例》，华中师范大学硕士学位论文，2020 年，第 13—15 页。

事实上，合理利用现已发行的各类标准、辞典，将其收录的词条进行汇总、整理、摘选，这一过程有利于中医英译规范化建设。除了前面提到的一些中医英译工具书，《中医基本名词术语中英对照国际标准》和世界卫生组织（WHO）亚太西区 2007 年所颁布的《传统医学名词术语国际标准》（*WHO International Standard Terminologies on Traditional Medicine in the Western Pacific Region*）收录的中医药术语词条都可以加以分析、整合，从而选择最优译文。所谓"最优译文"，即前文所说能够最好地服务于中医药文化交流与传播的译文。再将经过筛选的最优译文整合起来，建立具有科学价值的中医药术语英译数据库，可为中医药术语英译标准化的建设提供参考。

第五章 中医药文化的国际传播实践 与提升路径

随着科学技术的飞速更迭，互联网成为传播的主要载体，传播媒介得以更新，中医药文化国际传播因此获得新平台、新机遇。本章通过对中医药文化国际传播的历史脉络与现实状况进行分析，试图厘清中医药文化国际传播的特征与规律，在实证分析中探索中医药文化国际传播的实践路径，为推动当下中医药文化国际传播予以实践探索与理论观照。

第一节 中医药文化国际传播的历史脉络与现实观照

对中医药文化国际传播的研究首先需要厘清中医药文化传播的历史经验与现实情况，旨在于历时性的中医药文化传播过程中，以传播学的视角，对从中医药文化的基础传播途径与效果，到实践传播的策略与路径进行研究。历时性的传播过程予以当今传播以历史经验与现实观照；对中医药文化的现状分析则梳理全球化语境下我国中医药文化传播的可行性、紧迫性与现实困难，为我国中医药文化国际传播的策略与路径探讨予以必要的分析与阐释。

一、中医药文化国际传播的历史概况

中医的国际传播可以追溯到周代。据史料记载，中医早在周代就传到了日本、朝鲜、越南等邻近国家。元人周致中的《异域志》中就有记载："古朝仙，一曰高丽，在东北海滨。周封箕子之国，以商人五千从之，其医巫卜

筮、百工技艺、礼乐诗书，皆从中国。"① 从古籍中可以看出，中医药文化在周武王封箕子时就被带到了朝鲜。尽管中医药文化较早传到了周边国家，但受限于交通原因，中医药文化的西传之路相对较漫长。中世纪时期，伴随着荷兰西印度公司与英国东印度公司的商品贸易，中药材逐渐走向西方。"据统计，中国通过丝绸之路运往欧洲的中药材占到出口商品的 10%，药材以大黄、肉桂为主。"② 唐朝时期由于国力鼎盛，文化空前自信与繁荣，周边国家日本、朝鲜、越南等国专程学习、效仿中医学。这一时期中国的麻醉术、炼丹术、脉学、本草学等传入阿拉伯，其中炼丹术在西方的传播为现代医学的制药化学奠定了基础。

（一）早期中医药文化的国际传播

1. 中医向亚洲地区的传播

自周代始，中医的国际传播就从未间断。早期的中医药文化传播主要以亚洲地区为主。据越南史书记载，公元前 257 年，也就是中国的春秋战国时期，中越就已经开始进行医药文化交流，中国医者崔伟所著的《公余集论》流传于越南，影响延续至今。③ 据清人丘琼山《纲鉴合编》记载："始皇既平六国，凡平生志欲无不遂，唯不可必得志者，寿耳。"④ 在公元前 29 年，秦始皇为追求长生不老，派遣徐福前往日本寻求不老仙药，所行随从中便有医者。公元前 11 世纪，中国医学首次进入朝鲜，此后，在中医向朝鲜传播的过程中，亦经历了由中国主动向外输出到朝鲜主动求学的过程。

公元前 139 年，汉武帝派遣张骞出使西域，意图联合大月氏共同抗击匈奴，仅从这个军事目的来讲，他并没有达成，但是他打通了中原通往西域的通道，成为丝绸之路的开拓者。丝绸之路的开通，促进了东西方及其沿线国

---

① 周致中：《异域志》，陆俊岭校注，见《中外交通史籍丛刊》，北京：中华书局，1981 年版，第 2 页。

② 斯塔夫里阿诺斯：《全球通史》，吴象婴、梁赤民译，上海：上海社会科学院出版社，1988 年版，第 183—184 页。

③ 王尚勇、孔丹妹：《中医药在世界各国和地区的现状（上）》，《亚太传统医药》，2006（08），第 8 页。

④ 王尚勇、孔丹妹：《中医药在世界各国和地区的现状（上）》，《亚太传统医药》，2006（08），第 8 页。

家间经济文化的广泛交流，为后世中医药文化对外传播奠定了基础。得益于丝绸之路的开通，唐朝开创了中国历史上第一个中医药文化对外传播的繁荣时期。其时陆上、海上丝绸之路达到鼎盛，对外交通网络完备，社会稳定，经济繁荣，对外开放程度高，包容普惠的风气弥漫于唐代朝野上下，中外各方面交流都达到一个高潮时期。这一时期，中医发展处于世界领先地位，吸引了丝绸之路沿线各个国家如日本、朝鲜、阿拉伯、印度等学习。当时的日本以中国中医药文化为尊，极力推崇中医药文化及其相关制度，规定《素问》《名堂脉决》《甲已经》等中国药典为日本医学生的必读课本。[①] 另外，高丽（现朝鲜）派遣留学生入唐学习中医药文化，效仿中国医药分工，设立医博士和采药师，并以中国医书为授课教材教授医博士。[②] 得益于丝绸之路和唐代的开放政策，中印经济贸易、医学传播之路得以顺利展开。历史上，中印医学交流以佛教为载体进行双向交流与传播，丰富和补充了双方的医学体系。除印度之外，中国与阿拉伯国家的交流之路亦随着丝绸之路的开辟而开通。自此，中医药文化的影响力延伸到阿拉伯国家，阿拉伯"医学之父"阿维森纳曾在其著作《医典》里论述中国的脉学、中药、医疗技术等，体现了中、阿医药交流的盛况。[③] 除上述国家外，中医药文化还输出到了马来西亚、泰国、印度尼西亚、新加坡、菲律宾等亚洲国家。可见在古代，中国传统医学文化由于其文化底蕴深厚、医药体系完备、医疗效果优良，再加上国家邻近、交通环境便利等优势，率先传播到了亚洲地区并获得广泛认可与尊崇。

2. 中医药文化向西方的传播

早在中世纪，伴随丝绸之路的开展，中医药文化就通过荷兰西印度公司和英国东印度公司传播到了西方国家，这一时期多为间接接触，以中药材贸易为主。[④] 中德专家对《医典》的研究证明了我国中医药文化自宋代起就传

---

① 李经纬：《中外医学交流史》，长沙：湖南教育出版社，1998年版，第50—54页。

② 李经纬：《中外医学交流史》，长沙：湖南教育出版社，1998年版，第121—128页。

③ 朱明、王伟东：《中医西传的历史脉络——阿维森纳〈医典〉之研究》，《北京中医药大学学报》，2004（01），第18—20页。

④ 廖育群、傅芳、郑金生：《中国科学技术史：医学卷》，北京：科学出版社，1998年版，第257页。

播到了欧洲国家。11世纪初成书的《医典》记载了中医脉学，并明确指出书中有17味药材是中国特有的草药。^① 1995年，中德学者联合破译了14世纪初的《唐苏克拉玛》残本，发现里面的内容是我国《脉诀》的注释本内容，《脉诀》流行于我国宋元时期。^② 元朝时期，欧洲传教士与旅行家大量进入我国，中医药文化才和西方国家有了正面直接的接触。传教士和旅行家所撰写的著作向西方介绍了大量的中医药文化，例如意大利的旅行家马可·波罗（Marco Polo）在《马可·波罗游记》中向西方介绍中药材、官方或私人的中医诊所等，书中甚至介绍了中国沙洲城（今敦煌）的殡葬习俗以及尸体防腐的方法。^③ 通过传教士和旅行家的传播，西方人开始逐渐认识并接触中医药文化，但由于认识途径单一，西方国家对中医药文化仍然缺乏系统深入的了解。

（二）明清时期中医药文化的国际传播

明清时期，中国处于稳步发展状态，政治稳定，国家统一，这一时期的医学领域更是走在世界前列。明末兴起的温病学派，不仅解决了当时流行的温病，还完善了我国中医理论，使得中医传染病学得到初步建立；又如"医圣"李时珍，其所撰写的《本草纲目》被誉为"东方医药巨典"。

1. 明清时期中医药文化向亚洲地区的传播

18世纪末，越南"医祖"之子黎有卓，通过研读《景岳全书》《冯氏锦囊秘录》和《医贯》等中国医书，结合自身临床实践经验，编成《海上医宗心领全帙》。全书用中文写成，阐述阴阳、五行、病机等医学理论和药学知识，还包括锻炼的方法以及治病防病等内容，有较高的学术价值，是越南医生研习医药的必读书目，也是越南传统医学的"百家全书"。^④ 勘合贸易时期，中日通过海上贸易进行交流，中医药文化在这一时期持续向日本传播。

① 朱明、王伟东：《中医西传的历史脉络——阿维森纳〈医典〉之研究》，《北京中医药大学学报》，2004（01），第18—19页。
② 朱明、弗利克斯克莱·弗兰克、戴琪：《最早的中医西传波斯文译本〈唐苏克拉玛〉》，《北京中医药大学学报》，2000（02），第8页。
③ 李经纬：《中外医学交流史》，长沙：湖南教育出版社，1998年版，第134页。
④ 中国医史文献研究所：《中国医史文献研究所建所论文集》，北京：中医古籍出版社，1982年版，第86—88页。

日本医学家在学习中医药文化的过程中，结合自身研究重点，致力医学思想的创新，努力实现中国医学"日本化"。[①] 日本汉方医学正是学习借鉴中医药文化的产物。

19 世纪初，东医学家李济马参照中医典籍《黄帝内经》并结合临床经验，编撰了《东医寿世保元》，提出东医学的重要理论体系——"四维之四象"。[②] 朝鲜医学从无到有，从有到精，从不健全到臻于成熟，再到建立朝鲜传统医学——东医学的过程当中，中医药文化起到了重要作用。明清时期，东南沿海一带特别是广东、福建一带的中国人掀起"下南洋"浪潮，大量移民流入东南亚，为东南亚带去包含丰富中医药知识的中国文化。华人在当地定居后，大量运用中医进行诊疗，中医理念在印尼、菲律宾等东南亚国家获得了广泛认可。

2. 明清时期中医药文化向西方社会的传播

中医取得重要成就的同时，西方逐渐步入近现代进程。这一时期，传教士对中医药文化的传播起到了关键作用。由于中医取得的巨大成就，西方传教士被中医药文化吸引，不断编写著作向西方社会传递中医药文化。明末意大利传教士利玛窦（Matthieu Ricci）在中国生活了 28 年，为西方社会传递了不少中国文化。他的笔记《利玛窦中国札记》便记载了中医相关信息。天主教耶稣会传教士卜弥格（Michel Boym）在华期间对中医进行了系统深入的研究，并将中医与西医进行比较，开创了中西医比较的先河。他编撰了《中国植物志》《中国医药概说》《中国诊脉秘法》等著述，向西方介绍中国的药用植物、医药学以及中医的诊脉方法等，其《中国医药概说》现收藏于法国巴黎国立图书馆，《中国诊脉秘法》现收藏于大英博物馆。

总体来说，明清时期，中医药文化对西方社会的影响是深入而广泛的。据马堪温教授统计，1700 年至 1840 年间，西方共研究和出版了 60 余种关于中医的书籍，其中介绍针灸类的达 47 种。[③] 这一时期，西方经过工业革命和文艺复兴，经济、科技繁荣兴盛，西医取得长足进步和迅速发展。西医

---

① 潘桂娟：《日本汉方医学的起源与兴衰》，《中华中医药杂志》，2005（12），第 712 页。

② 杨卓欣：《放眼看中医——港澳台地区及海外中医药概览》，北京：中国中医药出版社，2010 年版，第 54 页。

③ 李经纬：《中外医学交流史》，长沙：湖南教育出版社，1998 年版，第 313 页。

与中医的正式交锋是在 19 世纪初，牛痘接种法以及西医外科和眼科治疗技术传入，中医的地位开始逐渐被西医取代。据记载，牛痘于 1805 年传入中国，中国人起初不了解或不愿接种西方来的牛痘，宁可继续使用中国传统的人痘接种，后来在合适的宣传、良好的效果和政府的推动下渐渐打消了顾虑。上海牛痘局开办后，接种人数大幅度增加，黄春甫 30 年间经手施种牛痘的孩童在 15 万名上下。[①]

（三）近代中医药文化的国际传播

1840 年，随着鸦片战争的爆发，中国国门被迫打开，外国人不断涌入中国：传教士、商人、医生……中国有识之士为寻求救国道路，也相继出国留学。在这样的双向交流接触过程中，中医药文化传播范围更广、程度更深，中医传播的主体也从传教士演变为医生、留学生以及传教士等。据不完全统计，"1840 年到 1949 年间，西方出版中医药书籍近 100 种（包括针灸 9 种、药学 34 种、临床 7 种、脉学 2 种、卫生 9 种、其他 32 种），远远超过 1840 年前的总和（60 种）"[②]。

近代，中医的针灸学、本草学、中医理论、法医学、炼丹术等在国外得到广泛传播。

1. 针灸学

针灸学最早见于两千多年前的《黄帝内经》一书。据《黄帝内经》记载："必齐毒药攻其中，镵石针艾治其外"，其中已有汤液药物为内治法，砭石、针灸为外治法的雏形。[③] 在国际上，针灸一直以来都备受关注。法国人苏理对中国针灸学研究颇深，先后发表《中国针刺术与近代反射疗法》《中国的针术与灸术》《真正的中国针刺术》等著述，并组织发起成立法国针灸学会、组建法国针灸研究所、举办国际性针灸会议，为中国针灸的国际传播做出了巨大贡献。在美国，针灸学亦得到了较好的传播。美国不仅出现了专门研究中国针灸的学术报告，还将有关针灸学的书籍进行翻译出版并发行。

---

① 吴艳红：《西医是怎么来到中国的》，《中华读书报》，2020-09-09。
② 方豪：《中西交通史（下）》，长沙：岳麓书社，1987 年版，第 816-817 页。
③ 董勤、甘君学：《针灸学》，上海：上海中医药大学出版社，2006 年版，第 217 页。

针灸专著传入美国的历史最早可追溯到 19 世纪，1825 年美国医生巴赫（F. Bache）翻译了莫兰特（S. Morant）所著的法文针灸专著，并在费城出版（*S. Morant:Momoir or Acupuncturation*），成为在美国出版英文版针灸专书第一人。[①] 1972 年美国总统尼克松访华，一度掀起"中国热"，针灸因其良好的疗效和经济易行的特点受到美国民众的信任。1997 年，国际上规模最庞大、实力最雄厚的医学机构——美国国立卫生研究院（NIH）举行了关于针灸的听证会，在会议上，NIH 对针灸医学做出权威性的肯定评价，由此，针灸学进一步确立了在美国的社会地位。[②] 目前，针灸在美国已获得合法地位，"全美有近百所针灸学校，几乎每一个城市都能找到针灸师"[③]。

2. 本草学

近代以来，西方学者对中医药研究较多。这一时期，国外学者在中国实地研究并著书立说，向世界介绍中草药。早在 19 世纪中叶，就出现了诸多研究中草药的著作，如"1847 年，传教士苏伯里恩（L. Souberian）和达布里（Dabry）就出版了《中国药物》一书。1849 年，朱利恩（S. Julien）出版了《公元三世纪中国所采用的造成暂时麻痹的麻痹药物》"等。[④] 英国药学家伊博恩（Bernard E. Read）不仅针对中国本草学撰写了 30 余篇文章，还曾翻译过《本草纲目》中的部分章节以及《救荒本草》。在美国，除了一些专家学者对中国本草学有研究，美国政府部门也曾派专人前往中国勘察采集中药。俄国医师伯列士奈得在长达 30 余年的驻华实地考察中，编著了《中国植物集志》，在 19 世纪国外有关中草药研究的著作中，该书内容最为翔实。

3. 中医理论

除了中国针灸、本草学，中医理论在这一时期亦受到外国学者青睐。流

① 王本显、马文礼：《中医药及针灸在美国的历史，现状与展望》，《中国针灸》，1999（08），第 503—506 页。
② 冯诗婉：《针灸医学在美国的历史与现状及前景》，南京中医药大学博士学位论文，2003 年，第 12 页。
③ 李永明：《针灸传入美国 30 年回顾》，《中国针灸》，2004（12），第 868 页。
④ 何娟：《中医药西传研究——以明末清初西方医学在华传播模式为视角》，山东中医药大学博士学位论文，2018 年，第 21 页。

传于美国社会的英译版《黄帝内经》，使美国人进一步了解中医理论；湘雅医院创办者爱德华·胡美（E. H. Hume），在中国生活多年后，"见证了中医药的神奇疗效，开始研究中医药，并于1940年和1946年分别撰写了《中医之道》《东医和西医》"①。此外，"俾斯麦尔（A. Pfizmaier）译述了《张机脉学》，许宝德（F. Hubotter）译述了《脉诀》和《濒湖脉学》等中医学文献"②。

4. 法医学

我国法医学最早见于先秦时期的《礼记》与《吕氏春秋》。《吕氏春秋·孟秋纪》记载："是月也，命有司修法制，缮囹圄，据桎梏，禁止奸，慎罪邪，务搏执。命理，瞻伤察创，视折审断，决狱诉必正平，戮有罪，严断刑。"③ 被誉为法医学鼻祖的宋慈，其晚年著述《洗冤集录》被认为是世界上最早的系统法医学专著，他广泛总结了宋代以前法医学尸体检验的经验，内容涉及现代法医学中心内容的大部分，为后世法医学奠定了基础。在近代，《洗冤集录》先后被译为荷、英、法、德等多种文字，并在国外广为流传。

5. 炼丹术

中国炼丹术历史悠久，尽管早期炼丹术所依据的理论大部分偏向唯心主义和迷信，但历代炼丹家在炼丹实践中，通过对自然现象的观察研究，积累了大量经验，为后人留下了宝贵的遗产，且为现代医学的制药化学奠定了基础。在炼丹术西传的过程当中，美国的戴维斯做出了巨大贡献，他将我国大量炼丹术翻译成英文并传播到西方。关于炼丹术对现代化学的作用，英国科学史家李约瑟（Joseph Terence Montgomery Needham）说："整个化学最重要的根源之一（即使不是最重要的唯一根源）就是地地道道从中国传

---

① 何娟：《中医西传研究——以明末清初西方医学在华传播模式为视角》，山东中医大学博士学位论文，2018年，第23页。
② 何娟：《中医西传研究——以明末清初西方医学在华传播模式为视角》，山东中医大学博士学位论文，2018年，第23页。
③ 黄玉环：《中国古代法医学发展史及相关文献研究》，贵阳中医学院硕士学位论文，2007年，第4页。

出的。"①

总体来说，这一时期中医药文化在国际传播方面内容更加丰富，涉及的领域更加全面深入，传播的主体也由过去的一元转为多元。但在这一时期西方科技水平迅速提升，西医在医学领域居世界领先地位，并逐渐占据世界主导地位。以中国为例，鸦片战争后，教会医院从我国沿海走向整个内地，发展势头强劲，短短数十年间，成为和教堂一样引人注目的教会标志，其中以广州、上海、香港为甚。而中医由于发展后劲不足，缺乏传播经验与传播创新，没有与国际社会所盛行的科学、创新之风接轨，在现代医学的对比与冲击下，逐渐式微。

二、中医药文化国际传播的现实观照

21 世纪的世界经济、文化、科技得到进一步发展，为中医的国际传播创造良好的大环境。在国家、企业、各类中医组织共同推动下，中医药文化的国际传播取得了显著成就，同时也面临新的传播困境。

（一）当下中医在国际传播中的成就

首先在国家层面，我国日益重视中医药文化国际传播。2017 年由中国外文局对外传播研究中心联合调查机构凯度华通明略等共同完成的《中国国家形象全球调查报告 2016—2017》显示，中医药、中餐等元素成为国家形象亮点。② 中医已然成为我国文化的代表性元素，其对外传播的效果直接影响我国的国际形象，因此我国十分重视中医药文化的对外传播。2003 年国务院颁布《中华人民共和国中医药条例》，指出："国家支持中医药的对外交流与合作，推进中医药的国际传播。"③ 该条例为中医药的国际传播指明方向，推动中医药文化的对外传播进程。此外，"中国致力于推动国际传统医药的发展，累计向 70 多个国家和地区派遣的医疗队基本都有中医药人员。

---

① 李约瑟：《中国科学技术史》，北京：科学出版社，1990 年版，第 7 页。

② 姜天骄：《〈中国国家形象全球调查报告 2016—2017〉在京发布》，中国经济网，http://www.ce.cn/xwzx/gnsz/gdxw/201801/05/t20180105 _ 27599526.shtml，2021－03－01。

③ 《中华人民共和国中医药条例》，中国政府网，http://www.gov.cn/zhengce/content/2008－03/28/content _ 6336.htm，2021－03－01。

我国已同他国签订中医药合作协议 86 个，先后派出中医技术人员 400 余名前往 40 多个国家援外，得到受援国政府和人民充分肯定"①，促进中外友好交流的同时扩大了中医药文化在国外的影响力，提高了中国的国际形象。

在组织机构层面，国内各类组织通过国际会议、中医药文化培训讲学、中外论坛等形式推动中医药的国际传播。如总部位于上海的中医药技术委员会积极主导制定了《一次性无菌针灸针》《人参种子种苗第一部分：亚洲人参》《中草药重金属限量》《中药煎药机》等 41 项 ISO 国际标准，并陆续发布。② 国际标准作为向国际社会传播先进生产方式、消除国际贸易技术壁垒的重要手段，已受到世界各国的普遍关注。这些由中国主导制定的国际标准对于提升中国的国际影响力和国际话语权具有重要意义。另外，我国高等院校积极与国外高校开展合作办学，培养中医国际性人才。2016 年，国家发布《中医药"一带一路"发展规划（2016—2020 年)》，指出要"开创中医药全方位对外开放新格局"③。该政策进一步为中医药文化的传播创造机遇。在"一带一路"框架下，中国同相关国家和地区创建了 30 个高质量中医药海外中心，开办了数百所中医药院校。来我国留学的学生人数也在不断增加。培养高素质的中医药人才不仅能够提高中医的创新能力和产学研能力，还能推动我国中医药文化进一步向外传播。这些接受中医药文化熏陶的外国学生"主动参与中医药在世界范围的实践和推广工作，成为在国外推动中医本土化的中坚力量"④。

在企业层面，各中医药企业在国际化的经营活动中为中医药文化对外传播贡献了应有的力量。"跨国中医企业融中医药文化国际传播与经济效益于一体，企业积极性得到充分调动，主体作用得到发挥，在营收活动中实现了

① 《五大看点解读中国首部中医药发展白皮书》，中华人民共和国国务院新闻办公，http://www.scio.gov.cn/34473/34474/Document/1534899/1534899.htm，2021－03－01。
② 《中医药振兴发展 70 年辉煌成就》，中国中医药网，http://www.cntcm.com.cn/2019－06/24/content_62165.htm，2021－03－01。
③ 《中医药一带一路发展规划（2016—2020 年)》，国家中医药管理局，http://www.satcm.gov.cn/bangongshi/gongzuodongtai/2018－03－24/1330.html，2021－03－01。
④ 徐永红：《中医药文化对外传播研究——以文化适应为视角》，华东师范大学博士学位论文，2014 年，第 47 页。

中医药文化的对外传播。"① 如 1669 年创立的同仁堂，发展至今已经成为拥有三家上市公司的国际知名中医药企业，其产品销往海外四十多个国家。而被列入我国首批国家级非物质文化遗产名录的"同仁堂中医药文化"也随着同仁堂走向世界，向国际社会传播了底蕴深厚的中医药文化。同仁堂在中医药文化国际传播中做出了许多探索与实践：2008 年开始，同仁堂联合孔子学院进行中医药文化传播，派专家到孔子学院授课，举办公众健康讲座，开展培训课程；此外，以同仁堂历史故事为内容制作的各类文艺作品在国际媒体上播放，如在澳洲华人卫视、韩国 SKYLIFE 电视台播出电视连续剧《大清药王》《大宅门》等；同仁堂还积极开展各类学术交流活动，接待海外友人参观同仁堂博物馆，扩大中医药文化的海外影响力。②

　　在对外文化交流上，中西医文化的交流日益密切。首先愿意选择中医等的人逐年增多，德国阿伦斯巴赫研究所研究显示：目前每年接受中医药治疗的德国人超过 200 万，约有 61% 的德国人表示希望采用中西医结合的方式治疗疾病。经过中医药治疗的病人，有 89% 的人希望继续中医药治疗。③ 其次中医教育受到国际社会重视，越来越多的国家将中医药教育纳入国家高等教育，并开设各类培训班以培养中医药人才，如法国将中医药教育纳入大学教程，开设各类中医药专业教育。此外中医合法化进程加快，中医正逐步取得国际社会合法地位，澳大利亚是全世界首个以立法形式承认中医药合法的国家。不仅如此，以针灸为代表的优秀中医药文化在国际社会也取得了巨大成就，针灸正广泛走向国际社会。据世界卫生组织统计数据显示，"目前103 个会员国认可使用针灸，其中 29 个国家设立了传统医学的法律法规，18 个将针灸纳入医疗保险体系"④。

---

　　① 曾俊秀：《论跨国中医药企业在中医药文化对外传播中的作用与启示》，《长春大学学报》，2019（09），第 103 页。

　　② 郝鑫岐：《从同仁堂的海外发展探寻中国文化对外传播之路》，《新闻世界》，2012（05），第217 页。

　　③ 耿直：《中医在德国》，《中医药导报》，2016（15），第 4 页。

　　④ 《让中医药成为世界的瑰宝》，中国政府网：http://www.gov.cn/xinwen/2016－12/07/content_5144275.htm，2021－03－01。

（二）中医药文化国际传播面临的困境

21 世纪以来中医药文化在国际传播中取得了令人瞩目的成绩，但不可否认的是由于中西文化背景差异过大，中医在国际传播过程中仍然式微。本节将运用哈罗德·拉斯韦尔（Harold Lasswell）传播理论的 5W 模式，从控制分析、内容分析、受传者分析、媒介分析四个角度探讨与分析中医药文化国际传播遇到的困境。[①]

1. 传播者困境：语言与行业规范造成传播障碍

传播者是传播活动的起点，而"传播者既可以是单个的人，也可以是集体或专门的机构"[②]。中医药文化是我国优秀的传统文化，政府居于中医药文化传播的主导地位。在对外传播过程中，西方国家受意识形态等因素的影响，可能对中医药文化产生抵触心理。而作为个体传播者的中医药从业者、中医药研究者，在学习、使用、传播中医药文化的过程中，会无法避免地遇到语言障碍。首先，将中医药文化传播到国外需要拥有与不同国籍的受传者沟通的能力。目前中医药从业者的英语水平被一些西方国家列入考察目标之列，实际上许多中医药从业人员都难以达到其要求。如澳大利亚在 2015 年宣布，英语非母语国家的海外医疗健康学历持有者必须通过雅思考试（IELTS）学术类四门各 7 分或以上的英语能力测试，中医执业者也不例外。[③] 其次，对于国内外的学习者、研究者而言，有一定的国学基础是必要的。中医理论和知识建立在古汉语基础上，在现代汉语语境下中国人进行理解已属不易，翻译成外语进行传播更是困难。过去常讲大儒就是大医，不管是国内还是国外的中医从事者或研究者，要想深入学习、研究中医药文化，都需要具备一定的国学知识储备和扎实的文学功底。

除了语言障碍，中医药文化传播者还面临行业规范缺失的问题。国际上尚未建立统一的中医行业规范和行医标准，中医在世界上大多数国家未得到

---

① 哈罗德·拉斯韦尔：《社会传播的结构与功能》，何道宽译，北京：中国传媒大学出版社，2013 年版，第 35－36 页。

② 董璐：《传播学核心理论与概念》，北京：北京大学出版社，2008 年版，第 22 页。

③ 《去澳大利亚当中医，好美的事啊》，中国中医网：http://zy. china. com. cn/2016－07/14/content _ 38878196. htm，2021－03－01。

立法保护，中医诊所的申请属于商业注册而非行医注册，因此中医行业存在发展不规范、从业人员素质参差不齐、中医诊所鱼龙混杂的情况，使得中医药文化在对外传播中被一定程度误读。

2. 传播内容困境：中医药文化亟待提升表达方式

中医药文化包括阴阳、五行、运气、藏象、经络等学说，以及病因、病机、诊法、辨证、治则治法、预防、养生等内容。我国的中医药体系是在不断实践的过程中积累而成的，其疗效主要依靠试验而来，因此中医被称为经验医学。与循证医学、精准医学不同，经验医学主要依靠医者的经验，看重临床实践。《后汉书·方术传下·郭玉》记载："医之为言意也。腠理至微，随气用巧"[1]，意思就是中医治病常根据病人的具体情况而辨证论治，没有定法，往往只可意会，后人将此概括为"医者，意也"，"意"字概述了中医的特点。意，即意会，往往带有主观性、模糊性，中医诊疗水平的高低往往跟医者的"意"相关。

中医的"意"要求传播者和受传者都能够意会中医药文化，而能否意会的关键在实践和领悟能力，如果参与度不够或悟性差，则无法深入掌握中医药文化，这便限制了中医药文化传播的深度。此外，中医的"意"，虽然看似简单，可以充分发挥想象力和领悟力，但实际上，它限制了受传者的思维和临床实践。中医药文化在国际传播中，需要注重突破这些局限，积极探索，转换思维，提炼清晰、标准、便于传播的中医理论表达方式，以支撑更有效的对外传播。

3. 传播渠道困境：中医药文化传播媒体发声不足

"传播渠道是传播过程的基本要素之一，指传播者发送信息、受传播者接受信息的途径和方法。"[2] 随着人类社会的进步，传播媒介历经口语传播、文字传播、印刷传播、电子传播，发展到了现在的信息时代，逐步由过去的空间性媒介发展到时间性媒介再到时空性媒介。信息时代互联网媒介突破了时空限制、内容限制，可以做到传播符号多元化、传播信息实时共享，让受

---

① 范崇峰：《"医者意也"考》，《中国中医基础医学杂志》，2017（11），第1499页。
② 刘建明、王泰玄、谷长岭等：《宣传舆论学大辞典》，北京：经济日报出版社，1993年版，第307页。

传者以更加多元化的方式接收信息，扩大了信息传播的范围。

目前，中医药文化国际传播的主要方式还是空间性媒介，以书籍、杂志、报纸为主，而电话、广播等时间性媒介和电视、电脑等时空性媒介所占比例相对较少。① 造成这种情况的主要原因在于中医药文化本身的复杂性。相较于新媒体而言，"传统媒体主导下的信息生产过程……绝对优势在于确保了信息在传播中的可靠性"②，但书籍、杂志等传播媒介限制了传播的范围，也造成了传播者与受传者之间的信息沟通不及时、传播方式枯燥等问题。此外，中医药文化理论专业性强，再加上空间性媒介本身的局限性，不利于文化程度低的受传者阅读接受。在新媒体高速发展的今天，中医药文化国际传播有了更为宽广的传播渠道，但与此同时由于新媒体权威性不足，加之对信息把关不严格等，造成信息污染，海内外新媒体所发布的相关信息质量良莠不齐，"充斥了真假难辨的劣质信息。中医药文化本身具有的科学－文化双重属性因错误的信息未能如实体现，对信息的受传者造成了传播干扰"③。

4. 传播受传者困境：中医传播中存在跨文化理解差异

受传者即受传播者，是信息传播的对象，"是信息的消费者、译码者、参与者、反馈者的角色，具有受动性和能动性的本质特征"④。传播效果的好坏，受到受传者的心理偏见、立场和态度等影响。

中医药文化属于中国优秀传统文化，体现的是中国特色的思考方式。中医讲究阴阳平衡、扶正祛邪，重视人体自身的修复能力，因此，中医强调"治未病"，注重预防，尊重人的整体性，认为治疗是帮助人体恢复健康；而西医治病则强调找到靶点进行治疗，对症下药。因此，中医在文化内涵抑或是治疗理念上都与西医存在较大差异。由于思想观念、价值体系、思维模式等不同，西方国家受传者会存在跨文化理解差异，难以正确获知中医药文化

---

① 何娟：《中医药西传研究——以明末清初西方医学在华传播模式为视角》，山东中医药大学博士学位论文，2018年，第37页。
② 唐小霞：《中医文化的新媒体传播研究》，湘潭大学硕士学位论文，2015年，第22页。
③ 黄晖、何姗、唐小云：《新媒体对中医文化传播的影响》，《亚太传统医药》，2018（01），第17页。
④ 邵培仁：《传播学》，北京：高等教育出版社，2007年版，第277页。

内涵，因此，在引入中医药文化时，常出现"去中国化"现象。如英国传教士伊博恩（Bernard E. Read）在对中医的研究中，将中药从西方药理学角度进行分析，偏离了中医药文化，试图将中医纳入西医的范式之中，这种现象最终导致中医在国际传播中被"去中国化"。中医药文化根植于中华民族的土壤已有几千年的历史，在对外传播过程中切不可"以近代科学术语去解读传统思维、以现代医学概念去理解古代中国的医学用语，将医学用语抽离原有背景，硬行翻译，甚至扭曲传统中医所包含的内涵"[1]。

（三）推进中医药文化国际传播的可行性

中医药文化是中国文化体系的重要组成部分，中医药文化作为中国优秀传统文化的代表具有重大传播价值。中医药文化形成于中华民族数千年来的医学实践经验，根植于中国传统的思想文化，蕴含朴素唯物辩证思想，是中华民族数千年来的伟大结晶。正如孙思邈所说："古之善为医者，上医医国，中医医人，下医医病。又曰：上医医未病之病，中医医欲病之病，下医医已病之病。"[2] 作为中国优秀传统文化，中医药文化的先进性不仅体现在治病救人上，更体现在其丰厚的文化底蕴、先进的思想文化上。

我国十分重视中医药文化的国际传播。进入 21 世纪以来，政府出台大量相关政策，为中医药文化国际传播奠定了良好的基础。近几年来，中医药文化伴随着"一带一路"倡议进一步传播到世界各地。2016 年国家发布《中医药"一带一路"发展规划》，其中指出要"开创中医药全方位对外开放新格局"。[3] 该文件的发布标志中医药文化开始全面推进海外发展战略。同年，国家发布《中医药发展战略规划纲要（2016—2030 年）》，该文件指出："传承和弘扬中华优秀传统文化，迫切需要进一步普及和宣传中医药文化知识。实施'走出去'战略，推进'一带一路'建设，迫切需要推动中医药海外创新发展。各地区、各有关部门要正确认识形势，把握机遇，扎实推进中

---

[1] 高晞：《十五世纪以来中医在西方的传播与研究》，《中医药文化》，2015（06），第 24 页。

[2] 孙思邈：《千金要方集要》，余瀛鳌、林菁、田思胜等编选，沈阳：辽宁科学技术出版社，2009 年版，第 14 页。

[3] 《中医药一带一路发展规划（2016—2020 年）》，国家中医药管理局：http://www.satcm.gov.cn/bangongshi/gongzuodongtai/2018-03-24/1330.html，2021-03-01。

医药事业持续健康发展。"①

　　同样，中医药文化的文化适应与国际传播具有相应的实践基础。数千年来，中医在对外传播中为世界人民的生命健康安全做出了巨大贡献，同时中医药文化所蕴含的理念也得以传播。近年来，在防治疟疾、非典、新冠肺炎等世界性重大疾病中，中医做出的巨大贡献举世瞩目，其疗效在一次次实践中被充分验证。目前，中医著作被翻译成十几种文字传入世界，为中医药文化的传播提供了有效载体；中医的高等教育在世界各国得到重视，培养的中医药人才为中医药文化的传播提供了人才基础；而中医药文化传播广度和深度的增加，为中医药文化的国际传播注入强大动力，推动文化适应；世界上从事中医药相关职业的人员在逐年递增，如"世界针灸学会联合会和世界中医学会联合会，汇聚了100多个国家和地区的中医药团体，超过10万中医药从业人员"；② 越来越多的海外华人也在为传播中医药文化贡献自己的力量，让中医能够在异国他乡扎根下来。可以说，中医药在几千年的对外传播实践过程中，打下了深厚的实践基础，为当下中医药文化进一步向国际社会传播创造了良好的环境。

　　国际健康观念的转变也为中医药文化的传播带来新契机。随着全球社会经济与科学技术的发展，人类的生存环境及生活水平发生了巨大变化，老龄化现象严重，国际社会对医疗卫生的需求正经历从最基础的救死扶伤、解除病痛，到提升人的健康水平和生活质量的转变。③ 国际社会在运用西医治病的过程中发现了西医的局限性，即西医的普适性导致个体的差异不被考虑。西医立基于科学和西方哲学，而科学思维要求绝对性，先理论后临床，通过广泛实践、找出共性对人们进行治疗；且西药注重疗效，对人体机能造成的长期的副作用考虑和研究较少，西医药事故时有发生，因此西医的局限性被越来越多人关注。近年来西方健康观发生改变，中医"未病先防、既病防变"的理念进入了西方人的视野。中医的"治未病"思想出于《素问·四气

---

① 《国务院关于印发中医药发展战略规划纲要（2016—2030年）的通知》，中国政府网 http://www.gov.cn/zhengce/content/2016-02/26/content_5046678.htm，2021-03-01。
② 任旭：《发挥中医药文化优势促进中医药国际传播》，《第十二届全国中医药文化学术研讨会论文集》，2009年版，第97页。
③ 徐永红：《中医药文化对外传播研究——以文化适应为视角》，华东师范大学博士学位论文，2014年，第42页。

调神大论》："是故圣人不治已病治未病，不治已乱治未乱，此之谓也。"①
这句话提醒疾病重在预防，辨证论治，注重养生。"上工治未病"的思想正
好契合未来健康观的转变方向，这为中医重新走向世界提供了新的发展契
机。在此影响下，国际社会开始重视中医的发展，一度掀起了"中医热"。

　　此外，新媒体的发展拓宽了中医药文化的表达渠道。随着信息技术的发
展，世界范围内的时空距离缩小，麦克卢汉笔下的"地球村"已成为现实。
新媒体时代传播壁垒得到突破，据爱立信发布的最新版《移动市场报告》显
示，"到 2020 年底，5G 将覆盖全球超过 10 亿人口，占全球总人口的 15%。
到 2026 年，5G 将覆盖全球 60% 的人口，5G 签约用户数将达到 35 亿。"②
这表明，各种智能终端在世界范围内得到大量普及，媒介传播更加高效、及
时，并在一定程度上扩充了互联网作为大众传播媒介的功能及作用，极大地
提高传播效率，为中医药文化国际传播带来新契机、新思路。利用新兴的传
播媒介，中医药文化的国际传播可以摆脱传统媒介传播的桎梏，通过文字、
音频、视频等多维度信息展示，做到内容多样化、深度化、立体化、形象
化，还能借助新型数字媒介，将中医教育现代化、智能化，突破时空限制，
以网络教育的方式进行传授，实现资源共享。在 2020 年的抗击新冠肺炎疫
情过程中，新媒体就发挥了巨大作用。中国通过"世界中医联合会"开展超
过 50 场的抗击疫情经验分享会，最大的一场同时有来自 63 个国家和地区的
人参与，9 万人在线。此外，新媒体传播的即时性打通了传播者与大众的沟
通渠道，使中医药文化在传播过程中更加及时准确地了解受传者的意愿、偏
好、意见并进行分析，从而有针对性地调整中医药文化传播战略。

第二节　中医药文化国际传播的特征与逻辑

　　对中医药文化历时性的国际传播进行溯源，我们发现，作为中国典型的
传统文化，在对外传播的过程中，中医药文化有其自身独特的传播特征与传

---

① 《黄帝内经》，姚春鹏译注，北京：中华书局，2012 年版，第 21 页。
② 《爱立信移动市场报告》，爱立信官网，https://www.ericsson.com/zh-cn/press-releases/2020/
11/more-than-1-billion-people-will-have-access-to-5g-coverage-by-the-end-of-2020，2021－03－01。

播逻辑。本节在中医药文化历史传播实践的基础上归纳出中医药文化在国际传播中的特征，并以思辨的方式厘清中医药文化国际传播的逻辑，以对当代中医药文化国际传播予以现实观照。

一、中医药文化国际传播的特征

在对中医药文化国际传播的历史分析中，通过纵向（时间）比较分析和横向（地域）比较分析，我们厘清了中医药文化国际传播以下普适性特征。

（一）渐进性：从碎片化走向系统性传播

中医药文化国际传播，从传播内容的角度看，经历了从浅显的、笼统的知识型传播，到深入的技能型传播，再到系统全面的中医药文化传播的过程。而从传播效果的角度看，中医药文化国际传播的受传者主要经历了从模糊到清晰的认知转变过程、从笼统了解到全面应用和研究的转变过程。

以中医药文化向西方传播为例。元代以前，中医药文化的对外传播主要限于药材贸易、脉学等，其交流是间接的。自元代开始，欧洲传教士以及旅行家进入中国，根据所见所闻著书立说，向西方社会传递中医药文化，中医药文化与西方正式开始直接交流。[①] 这一时期，由于传播主体与传播内容单一，西方对中医药文化的认知总体上处于朦胧状态。明清以后，中西方交流日盛，中医药文化开始系统传入西方社会，内容涉及较为全面，除了医学理论和临床技能，还出现了专门研究中国医学史的相关著作。这一时期，中医药文化开始进行系统、深入的对外传播。近代以来，西方传教士、商人、医生等大量进入中国，中国亦派遣留学生到国外留学，双方之间的交流由单向变为双向，主体由单一转向多元，传播内容逐渐深入，传播媒介也变得多样。这一时期，中医药文化向外传播的主要内容包括针灸学、本草学、法医学、炼丹术、中医理论和文化、中医药西传的学术史研究，等等。[②]

---

① 何娟：《中医药西传研究——以明末清初西方医学在华传播模式为视角》，山东中医药大学博士学位论文，2018 年，第 24 页。

② 何娟：《中医药西传研究——以明末清初西方医学在华传播模式为视角》，山东中医药大学博士学位论文，2018 年，第 24 页。

（二）阶段性：传播进程同政治、经济、文化氛围吻合

中医药文化在数千年的发展和对外传播过程中，具有阶段性特征，不同阶段由于政治经济环境不同，对外传播的成效也不同。隋唐时期，政治稳定，经济繁荣，国力强盛，呈现出文化氛围宽松、社会包容性强、学术思想活跃、对外交流频繁等特点，都城长安一度居于世界经济中心。这一时期，中医药文化随着丝绸之路传播到了日本、朝鲜、阿拉伯、波斯等地。

宋元时期，战争频繁，疾病多发。在范仲淹"不为良相，愿为良医"的影响下，知识分子开始重视、从事医学研究。这一时期理学兴盛，医学也有浓郁的理学味道，医学家们又复重视理论，敢以标新立异，不仅扩大了中医理论的构架，也创造出一个流派纷呈的医学新时代。① 同时，一系列传播媒介相关技术诸如造纸术、印刷术、造船技术等得到进一步发展。此外，自元代开始，传教士陆续进入中国传教，并开始向国外传播中医药文化。总体来说，传播内容、传播媒介在这一时期都得到发展，且有传播者（传教士）对中医药文化进行传播，中医药文化开始进入与国际社会特别是西方社会的直接交流阶段。

明清时期，特别是清朝中期以前，中医药水平高于同期世界的医学水平，西方学者、传教士对中医理论的研究较多，中医被称为"秘典"，受世界推崇。而近代以来，西方医学扶摇直上，一度发展成世界上最先进的医学，相较而言，中医式微，在国际社会的接受度明显降低。②

（三）多样性：传播方式与传播动因的多元化

中医药文化国际传播在传播方式上分为人际传播与大众传播。人际传播是人与人之间进行的信息传播活动，是两个个体系统结合组成的一个新的信息传播系统。③ 在中医药文化国际传播历程中，有中国人主动向外传播，如

---

① 孟庆云：《宋明理学对中医学理论的影响》，《中华医史杂志》，2002（03），第1页。

② 何娟：《中医药西传研究——以明末清初西方医学在华传播模式为视角》，山东中医药大学博士学位论文，2018年，第23—24页。

③ 李苓、李春霞、徐沛等：《大众传播学通论（第二版）》，成都：四川大学出版社，2019年版，第7页。

秦始皇时期派往日本的徐福、明清前往东南亚地区的中国移民、近代以来我国政府派往西方的留学生等，均为我国中医药文化对外传播做出了贡献；也有外国人主动到中国学习，然后将中医药文化传播出去，如隋唐时期日本、朝鲜等派往我国的留学生，元代进入我国的传教士、旅行家以及近代来华的商人、学者、医生等，都推动了中医药文化的国际传播。大众传播是组织化的传播机构及其从业人员利用大众媒介向人数众多、各不相同、分布广泛的受传者进行信息传播的社会过程。在中医药文化国际传播中，大众传播主要以书籍为媒介。《本草纲目》《黄帝内经》等一度得到国际社会追捧，被反复刊印传播。①

中医药文化在传播原因上也呈现出多样性。首先，数千年来世界性疫疾的流行需要中医药文化，如18世纪初，天花盛行于世界，中国种痘术因强大的疗效，被迅速传入西方国家。作为长期领先世界的医学体系，中医的疗效深受国际信服，在世界各国医学家的学习与实践过程中，中医药文化得到广泛传播，并为世界其他医学体系的建立或完善贡献了中医力量。其次，在世界商贸之路不断完善的过程中，中医药文化伴随经贸而得到传播，其中就包含药材以及中医理论，17世纪《本草纲目》通过海上丝绸之路传到日本和欧洲，随后被选译或全译成日、朝、拉丁、法、英、俄等文字，成为国际上的重要医学文献，中国的医学为世界医学发展产生了深远影响。② 另外，元代以来的传教士传播中医药文化的目的是便于传教工作顺利进行以及弥补西药的缺陷，如传教士卜弥格（Michel Boym）向欧洲传播了诸多中医药文化，其《中国植物志》《中医处方大全》《中国医术》等著作（或手稿）较为详细地将中医系统传入欧洲，习近平总书记赞誉他为"波兰的马可·波罗"③。除此之外，战乱引发的人口流动、宗教扩张引起的文化传播等，都

---

① 何娟：《中医药西传研究——以明末清初西方医学在华传播模式为视角》，山东中医药大学博士学位论文，2018年，第14—16、22—23页。

② 张诗雨：《海上丝绸之路上的文化交流——〈海上丝路叙事〉系列之三》，《中国发展观察》，2016（03），第57页。

③ 《卜弥格：将中医药传到西方的第一人》，中国中医药网，http://www.cntcm.com.cn/zywh/2016-07/07/content_17764.htm，2021-03-01。

促进了中医药文化国际传播。①

（四）地域性：传播的文化圈层划分明显

中医药文化对外传播具有突出地域性特征，主要体现在传播的文化圈层划分明显，在传播中呈现不同的特点。目前学术界认为，在世界范围内的文化起源先后主要有五大文化圈，即"西方文化圈（拉丁文化圈），东亚文化圈（汉字文化圈），伊斯兰文化圈（阿拉伯文化圈），印度文化圈（南亚文化圈）和东欧文化圈（斯拉夫文化圈）"。②

东亚文化圈又称汉字文化圈，以中国为核心，包括韩国、日本、朝鲜等地；印度文化圈（南亚文化圈）主要指印度半岛与东南亚的一些地区。历史上东亚、印度文化圈内的国家由于地缘因素长期受汉文化影响，中医药文化在这些国家的传播过程中接受度高，得以扎根并繁荣发展，朝鲜高句丽医学、日本汉方医学、越南东医学等曾受益于中医药文化。明清以来，在"下南洋"浪潮的影响下，大量中国人涌入东南亚等地，进一步促进了中医药文化的传播。

西方文化圈（拉丁文化圈）、东欧文化圈（斯拉夫文化圈）主要以白种人的居住地为主，在传播方式上则以经贸、宗教交流为主。17世纪中叶后，中医药文化开始系统传入西方文化圈，主要内容涉及针灸、中医理论等，其中，针灸等中医诊疗方式因其切实可见的疗效在西方文化圈内落地生根，而脉学、中医理论等传播效果则欠佳。有学者认为，原因在于"18世纪西方兴起的功利主义和利己主义伦理思想使得一种行之有效的技术一旦得到验实，便会迅速接受和推广"③，反之，那些不易被证实的中医理论，则受到了西方质疑。

---

① 徐永红：《中医药文化对外传播研究——以文化适应为视角》，华东师范大学博士学位论文，2014年，第36页。

② 马建宏：《中华文化对外传播策略研究——以对外汉语教学与社会渠道传播为例》，兰州大学硕士学位论文，2012年，第13页。

③ 何娟：《中医药西传研究——以明末清初西方医学在华传播模式为视角》，山东中医药大学博士学位论文，2018年，第18页。

二、中医药文化国际传播的四重逻辑

(一) 中医药文化国际传播受到政治、经济、文化等因素的影响

回顾中医药文化传播史不难发现，中医对外交流成果丰硕的几个时期都呈现出政治相对稳定、经济文化发展繁荣的时代特征。清中期以前，特别是唐宋明时期，中国的发展水平居于世界前列，文化空前繁荣，科技引领世界水平，对外经济贸易活跃，海陆交通便利、四通八达，中医药文化在这样较为稳定和发达的社会结构下发展，取得了显著成效，成为世界所推崇和学习的医学系统。清中期到近现代时期，世界主要资本主义国家陆续开展第一次、第二次工业革命并逐步迈入帝国主义阶段；而同时期中国步入封建君主专制制度末期，政治经济逐渐落后于世界，中医药文化在现代医学的冲击下，失去了对国际社会的吸引力，中医药文化国际传播陷入低迷。从文化视角来看，由于各国文化的差异，中医药文化的传播存在不均衡的现象，在亚洲地区，特别是日本、朝鲜等与中国同属东亚文化圈，文化特质和结构相近，其传播效果远胜欧美国家。而中西方社会之间的文化结构、价值体系、思维方式等存在本质的区别，中西医之间具有"不可通约性"，中医在向西方社会传播的过程中出现了"去中国化"的现象。[①]

(二) 中医药文化国际传播的关键在于中医的疗效

长期以来，中医药文化引领世界的根本原因在于其自身的先进性。在古人不断地实践和研究下，中医理论体系得以建立并逐步完善。数千年来中医为保障中国人的生命健康安全做出了巨大贡献，向世人展示了其强大的疗效。据《中国疫病史鉴》记载，西汉以来的两千多年里，中国先后发生过300多次流行疫病，由于中医的有效预防和治疗，在有限的地域和时间内控制住了疫情的蔓延。中国的历史上从未出现过类似西班牙大流感、欧洲黑死

---

① 何娟：《中医药西传研究——以明末清初西方医学在华传播模式为视角》，山东中医药大学博士学位论文，2018年，第26页。

病、全球鼠疫等一次瘟疫就造成数千万人死亡的悲剧。[①] 中医正是由于疗效显著，在清中期以前才能吸引世界的目光，以至于他们主动来华求学。中医的疗效和中药材的优劣息息相关，目前，出现了一些中药材市场混乱，质量良莠不齐等现象，低劣的中药不仅无法发挥中医的疗效，还会造成负面影响。[②] 简言之，中医药文化的国际传播，关键在于中医药的疗效，重视中医药文化的可持续发展，完善中药材管理监督机制，不断提高中医的诊治水平，是中医药文化走向世界的关键。

（三）中医药文化国际传播受到以自我为中心的心理屏障制约

历史上中医药文化向日本、朝鲜等亚洲国家的扩散，主要得益于这些国家主动派遣留学生来华学习；而向西方国家的传播则主要依靠西方传教士、旅行家的著书立说，整体显然处于被动状态。这是由于古代中国长期实行封建君主专制制度，这一制度下容易形成知足心理、自我中心及盲目排外，禁锢国人主动探寻世界的开放心态[③]，有一种"桃李不言，下自成蹊"的文化自信和文化自负心理，传播策略上采取"请君入瓮，以文化之"[④]。正因为有这样一种以自我为中心的心理屏障，中医药文化国际传播以外来者主动研究、主动传播的情况为甚，鲜有中医药文化主动向外强势输出。

（四）中医药文化国际传播需破除标准障碍

中医药国际标准执行"由国际标准化组织（ISO）制定的中医药标准，以及国际标准化组织（ISO）认可的世界卫生组织（WHO）等国际组织制定并被纳入国际标准化组织目录的中医药标准"[⑤]。如今，"世界已进入由标准规范制约市场的时代，开发新标准甚至比研发新产品、新专利更加重要。

---

① 中国中医研究院：《中国疫病史鉴》，北京：中医古籍出版社，2003 年版，第 102－130 页。
② 何娟：《中医药西传研究——以明末清初西方医学在华传播模式为视角》，山东中医药大学博士学位论文，2018 年，第 26、37 页。
③ 何娟：《中医药西传研究——以明末清初西方医学在华传播模式为视角》，山东中医药大学博士学位论文，2018 年，第 26 页。
④ 陈文力，陶秀璈：《中国文化对外传播战略研究》，北京：九州出版社，2012 年版，第 2 页。
⑤ 刘晓明：《中医药国际组织标准制定主体、程序及规则研究》，北京中医药大学硕士学位论文，2011 年，第 7 页。

有关国际标准的竞争日益激烈，所涉及的是战略问题。因此，当标准的力量上升到战略层面后，它就成了影响全局的重大问题，也将成为产品走向世界的重要武器"①。现当代以来，由于本身的复杂性，中医药文化对外传播面临着诸多标准障碍，如翻译标准障碍、行业标准障碍等。

1. 翻译标准障碍

中医药文化根植于中国传统文化，是在古汉语的基础上建立起来的，其理论若用现代术语强行翻译，难免存在翻译视角上的局限性，造成错译、节译、漏译等现象，加之中医国际传播在历史上长期处于被动状态，中医著作的翻译通常由外国人进行，鲜有中国人参与其中，在翻译中医著作时中外之间缺乏统一的翻译标准，存在对中医著作的误读现象，造成大量信息失真、失落甚至西化现象。当下，随着经济全球化的深入发展，国际社会逐渐发展成一个互相交融的人类命运共同体，跨文化的交流推动了翻译行业快速发展，"然而，相对于国外较为健全的翻译质量管理体系，国内翻译市场准入门槛较低，整个行业不够规范，翻译产出的质量面临巨大挑战"②。要破除中医传播过程中存在的翻译标准障碍，用最小的失真效应获取最大的传播效果，就要通过"语内编码、二度编码，做好语言的转换和文化对接工作，确保原质信息系统化输出"③。

2. 行业标准障碍

中医理论的基础与核心是整体理念、辨证论治与相似观，讲究天人合一。这些观念是中医的特色和优势，也是中医复杂性的体现，进而使中医行业标准制定进程缓慢，难以用现代医学标准进行量化。中医标准的缺失使得中医行业发展，包括中医的国际化进程受阻。由于行业壁垒的不同，中医在各国的合法化之路艰难曲折，目前世界上仅有少数国家确定了中医的合法地位。"将中医药国际组织标准向中医药国际标准转化，并在世界范围内推广，

---

① 沈洪：《抢占国际标准化制高点的意义》，《中国质量报》，2016—11—24。

② 熊君、邹建玲：《中美笔译行业标准就翻译质量控制的差异及其启示》，《上海理工大学学报》（社会科学版），2018（04），第 328 页。

③ 徐永红：《中医药文化对外传播研究——以文化适应为视角》，华东师范大学博士学位论文，2014 年，第 39 页。

具有十分重要的理论及现实意义。"①

第三节　中医药文化国际传播的实证案例研究

中医药文化国际传播的重点在于国外对中医药文化的印象、认知与认可程度。现代性的语境下中医药文化的国际传播方式显得更加多元，本节即对中医药文化典型的国际传播实证案例予以探讨，一方面探索国际主流媒体对中医药文化的形象建构，另一方面探索中国以中医孔子学院、中医品牌符号为载体的中医药文化国际传播实践。

一、国际主流媒体对中医药文化的传播

对主流媒体的定义学界主要从政治、经济、经营、综合四个角度予以探讨，如周胜林教授从政治角度对主流媒体的定义："主流媒体是相对于非主流媒体而言的，影响力大、起主导作用、能够代表或左右舆论的省级以上大媒体，称为主流媒体。"② 主流媒体的价值体系包括主流资讯、主流受传者、主流市场、主流品牌四个层面。③ 研究国际主流媒体对中医药的报道，探索国际媒体对中医药文化的形象建构对中医药文化国际传播具有借鉴意义。

（一）理论基础与研究路径

议题设定和议题建构是传播学的经典理论。美国学者伯纳德·科恩（Bernard Cohen）最早在 1963 年出版的专著《大众传媒与外交政策》上提出，"在多数时间，报界在告诉人们该怎样想（What to think）时可能并不成功；但它在告诉它的读者该想些什么（What to think about）时，却是惊

---

① 刘晓明：《中医药国际组织标准制定主体、程序及规则研究》，北京中医药大学硕士学位论文，2011 年，第 18 页。

② 金鑫：《媒体融合发展与服务模式的创新》，人民网，http://media. people. com. cn/n1/2018/0205/c416774-29806472. html，2021-03-01。

③ 李鹏、陈翔：《从"市民生活报"到"新市民生活报"——华西都市报市场定位调整的实践与思考》，《新闻记者》，2004（09）。

人的成功"①。科恩清楚地指出了媒体对一个议题的报道取向及数量能够影响公众对该议题的重视程度。1972 年美国学者马克斯韦尔·麦库姆斯（Maxwell McCombs）和唐纳德·肖（Donald Shaw）在《大众传播的议程设置功能》中正式提出议程设置（agenda-setting）理论：在媒体上被强调的议题与受传者心目中所认知的重要议题有显著的关联，而媒介在这个过程中有重要影响。议题建构（Agenda Building）是指各种社会团体试图将自身利益传递到公共决策者的过程。② 在议程设置理论假设研究发展的基础上，朗氏夫妇（Lang & Lang）认为议题建构是一个整体过程，由于媒介、政府和公众的复杂互动，媒介发掘新闻议题并加以建构、报道，使它们成为公众讨论的焦点。③ 此后，埃弗雷特·罗杰斯（E. M. Rogers）和詹姆斯·迪林（J. W. Dearing）推进议程建构与议程设置相融合，将媒介议程、公众议程、政策议程的互动视为一个完整的议程设置过程。④

本书基于议程设置和议题建构理论，运用道琼斯路透商业资讯（Factiva）数据库，通过频率统计和文本分析法，分析国际主流媒体 2016 年 1 月至 2021 年 1 月五年间报道中医药相关信息的频次、议题设置与话语策略，以期寻求中医药文化国际传播的突破口。本书所选取的美、英、澳三国主流媒体包括《纽约时报》《华盛顿邮报》《华尔街日报》《泰晤士报》《每日邮报》《澳大利亚人》《太阳报》和路透社等，均是在国际上具有深远影响的媒体，对国际舆论的塑造作用较大。

（二）数据统计及分析

笔者运用 Factiva 数据库，以"Chinese medicine"（中药）、"TCM"（中医）、"Acupuncture"（针灸）等为检索词，检索 2016 年 1 月至 2021 年

---

① B. C. Cohen，*The Press and foreign Policy*，New York：Princeton University Press，1963，p. 13.

② R. Cobb，J. K. Ross，M. H. Ross，"Agenda Building as a Comparative Political Process"，*The Americ-an Political Science Review*，Vol. 70，Iss 1，1976，pp. 126−138.

③ G. E. Lang，K. Lang，"Watergate：An exploration of the Agenda-building Process"，*Mass communicate-on review y earbook* 2. Eds. Harold D. ，Beverly-Hills，1981，pp. 447−468.

④ E. Mrogers，J. W. Dearing，"Agenda-Setting Research：Where Has It Been，Where Is It Going?"*Co-mmunication Yearbook 11*，1988，pp. 555−594.

1月五年间国际主流媒体有关中医药的报道，剔除重复及不相关报道后，共获得 192 条新闻，报道量如图 5.1 所示，报道主题如图 5.2 所示。

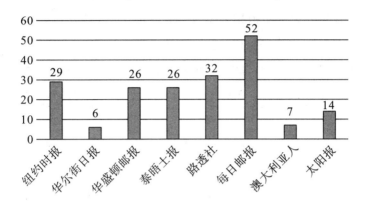

图 5.1 国际主流媒体关于中医药的报道量

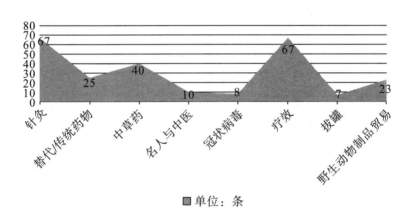

图 5.2 国际主流媒体关于中医报道的主题分类与报道量

1. 报道频次

据图 5.1 显示，所选取的 8 家国际主流媒体在 2016 年 1 月至 2021 年 1 月五年间，共发布中医药文化相关报道 192 篇，其中《每日邮报》发布数量最多，为 52 篇，其次是路透社 32 篇，再者是《纽约时报》29 篇。整体来看，中医药文化在国际主流媒体中的报道量不少，可见海外受传者对中医药文化的关注度不低。

2. 议题设置

如图 5.2 显示，国际主流媒体在报道中，以针灸、疗效作为重点议题，突出针灸和中医疗效的报道排名第一（均有 67 篇）。涉及具体内容时，主要为中医对痛症、不孕等病症具有良好疗效；对于改善睡眠质量、促进消化、美容减肥等具有积极作用。此外，面对各种世界性医学难题，如 2020 年爆发的全球性新型冠状病毒，国际主流媒体亦关注到了中医的效用（主题分类及频次详见图 4.3）。

首先是中医的针灸、疗效议题。如针对不孕问题，《泰晤士报》在 2016 年 7 月 14 日发布的文章《针灸？提高体外受精成功率？》（*Acupuncture？Boosts Success Rate of IVF？*）中指出，"根据一项英国早期试验结果显示，针灸使女性通过试管婴儿生孩子的机会增加了一倍以上（Acupuncture more than doubles women's chances of having a baby through IVF, according to early results from a British trial）"[①]。又如《每日邮报》在 2018 年 2 月 1 日发布的题为《数据显示针灸可以提高通过体外受精受孕的机会》（*Acupuncture can Boost Chances of Getting Pregnant Through IVF, Reveals Data*）中指出，针灸"这种源自古代中医的疗法被发现可以将女性体外受精受孕的几率提高 6%（The treatment, derived from ancient Chinese medicine, has been found to boost women's chances of conceiving using IVF by six percent）"。[②]

中草药的报道也是国际主流媒体关注的重点议题，报道内容多关注中草药的安全性、治疗效果等。此次抗击新冠肺炎疫情中，《华尔街日报》（2020-7-31）在题为《关于 Covid-19 的一些好消息：医生在治疗方面情况转好；由于缺乏疫苗或抗病毒药物，医生现在使用的药物组合，以对抗病毒效应的冲击》［"Some（Modest）Good News on Covid-19：Doctors Are Getting Better at Treating It；Lacking a Vaccine or Antivirals, Physicians Now Use a mix of Drugs to Combat the Virus's Impact"］的文章里指出，

---

① Oliver Moody, "Acupuncture？Boosts Success Rate of IVF?", *The Times*, 2016-7-14.

② Claudia Tanner, "Acupuncture Can Boost Chances of Getting Pregnant Through IVF, Reveals Data", *Daily Mail*, 2018-2-1.

"人们将使用混合药物组合以对抗病毒，包括中医（There was everything in there，including traditional Chinese medicine）"。[①] 另《纽约时报》在 2020 年 6 月 28 日的一篇报道中，以《连花清瘟胶囊和其他来自中国的礼物》（*Lotus Pills and Other Gifts From China*）为题，讲述了中国政府在抗击疫情时，不忘对海外华人的关怀，并写道："草药配方也是增强民族凝聚力的良药。"（Herbal formulas are also a potion for national cohesion）[②] 可见，国际媒体已然认识到中医药文化是凝聚中国人精神、护卫人民生命健康安全的优秀传统文化，这对增强中医药文化在国际上的影响力具有重大作用。

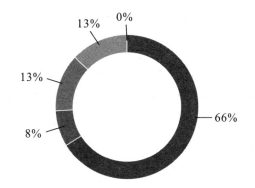

图 5.3　国际主流媒体关于中医疗效的报道

需要注意的是，国际媒体常以"传统医学"或"替代医学"指代中医，如《纽约时报》在 2020 年 11 月 10 日发布的文章《替代医学：针灸与运动》（"Alternative Medicine：Acupuncture and Mobility"）中，运用替代医学（Alternative Medicine）指代中医，并在其中介绍了"针灸对于腰痛患者的病症有所改善（Back pain sufferers who got electroacupuncture had improvements in walking comfortably，standing for longer periods，bending

---

① Margherita Stancati，Jason Douglas，"Some（Modest）Good News on Covid-19：Doctors Are Getting Better at Treating It；Lacking a vaccine or antivirals, physicians now use a mix of drugs to combat the virus's impact"，*The Wall Street Journal*，2020－7－31.

② Yangyang _ Cheng，"Lotus Pills and Other Gifts From China"，*The New York Times*，2020－6－28.

and kneeling)"①。这种指代性的传播实际上削弱了中医药文化的影响力。

总体来看，中医的针灸、疗效是国际主流媒体共同关注的核心议题，大众媒介中的显著属性往往也会成为公众头脑中的显著属性②，由此可见，针灸受到国际受传者的普遍关注。需要注意到的是，国际媒体都较少使用"中医"作为文章标题，这表明国际媒体对中医作为独立的医学概念的议程设置还相对较少，导致公众对中医概念模糊不清。③另外，国际媒体将部分慢性病的治疗寄希望于中医，但对中草药的安全性存疑，可见我国中医药文化国际传播过程中需要以中医疗效为宣传重点，以加强海外受传者对中医的认知，打消国际媒体对中医的顾虑。

4. 话语策略

新闻实务工作人员会通过多种方式为受传者设置议题，除议题的报道频率外，媒体的新闻业务操作中所使用的话语策略会影响到传媒议程设置的有效性。④对国际主流媒体中医药报道的议题进行话语策略分析，有助于探索中医药文化国际传播规律，为我国中医药文化的对外传播提供借鉴。

通过对主要国际媒体中医报道标题的分析，我们归纳总结出以下策略：

首先，开门见山，点明疗效。各媒体十分注重中医药的疗效，如在对中医进行报道时，有 67 条标题直接点明疗效以吸引读者。《纽约时报》在 2020 年 4 月 1 日所发布的文章标题中，直接点明针灸对偏头痛的效用：《针灸可以缓解偏头痛》（"Acupuncture May Ease Migraines"）。该报纸在文章中提到"针灸减少了偏头痛患者的头痛发作次数（A Chinese study found that acupuncture reduced the number of headache attacks in migraine sufferers)"⑤；2020 年 5 月 19 日《纽约时报》发布的文章《替代医学：针灸助消化不良》（"Alternative Medicine: Acupuncture to Aid Indigestion"）中亦提到了针灸对消

---

① Nicholas Bakalar, "Alternative Medicine: Acupuncture and Mobility", *The New York Times*, 2020-11-10.

② 曾凡斌：《关联网络议程设置的概念、研究与未来发展》，《新闻界》，2018（05），第 31 页。

③ 杨丽、卢凤姣、叶青等：《海外中医药报道议题和话语策略研究》，《世界中西医结合杂志》，2020（03），第 576 页。

④ 赵蕾：《议程设置 50 年：新媒体环境下议程设置理论的发展与转向——议程设置奠基人马克斯韦尔·麦库姆斯、唐纳德·肖与大卫·韦弗教授访谈》，《国际新闻界》，2019（01），第 67—69 页。

⑤ Nicholas Bakalar, "Acupuncture May Ease Migraines", *The Newyork Times*, 2020-4-1.

化不良的效用，其中指出"一项新的研究表明，针灸可能有助于缓解消化不良（Acupuncture may help relieve indigestion, a new study suggests）"①。

其次，设置悬念，吸引关注。一些标题通过设置悬念的方式引发读者关注，如《华盛顿邮报》在 2017 年 5 月 2 日发布的一篇文章：《当关节炎止痛药不起效时……》（"When Arthritis Pain Meds Don't Help…"）。该篇文章的标题通过设置悬念来创设氛围，使读者产生急迫期待和热烈关切的心理，从而达到吸引读者的目的。文章中指出"研究表明，针灸这种传统的中医疗法，在身体的特定部位插入细针，减少了一些人的骨关节炎不适（Acupuncture. Research suggests that this traditional Chinese therapy, which involves inserting thin needles into the body at particular spots, reduces OA discomfort for some people）"②，对针灸这种传统中医疗法给出了肯定的评价。一些标题则通过设置疑问句的形式激发读者阅读兴趣，如《泰晤士报》在 2016 年 10 月 23 日发表文章：《针刺问题：针灸对您有好处吗?》（"The Needling Issue: Is Acupuncture Good for You?"）。在文章中，作者围绕针灸的有效性做了探讨，关于针灸，文章提到"尽管缺乏确切的临床证据，针灸已经存在了多个世纪，人们不得不佩服它持久的生命力（Lack of definitive clinical evidence notwithstanding, acupuncture has been around for so many centuries, one has to admire its staying power）"③，而"关于它的功效的一些传闻也突然出现，许多人说它治愈了他们痛苦的手腕/背部/（插入适当的身体部位），并有助于生育、失眠和压力［Yet several anecdotal reports of its effectiveness also popped up, with many saying it cured their painful wrist/back/（insert appropriate body part）, as well as helping with fertility, insomnia and stress］"④。又如《每日邮报》在 2020 年 8 月 18 日发表文章：《不吃药真的能战胜疼痛吗?》（"Can you really beat pain without drugs?"），对于痛症，该篇文章指出"健康机构

---

① Nicholas Bakalar, "Alternative Medicine: Acupuncture to Aid Indigestion", *The Newyork Times*, 2020-5-19.

② "When arthritis pain meds don't help…", *The Washington Post*, 2017-5-2.

③ Danielle Barron, "The Needling Issue: Is Acupuncture Good for You?" *The Sunday Times*, 2016-10-23.

④ Danielle Barron, "The Needling Issue: Is Acupuncture Good for You?" *The Sunday Times*, 2016-10-23.

建议人们应该进行锻炼、治疗以及针灸等替代疗法（Health bodies are suggesting that exercise, therapy and alternative remedies such as acupuncture should be offered）"①。

再者，巧用修辞，加深印象。国际主流媒体常运用比喻、夸张、双关等修辞手法撰写标题以吸引读者，如《太阳报》在 2016 年 7 月 5 日发表的文章将针刺疗法比喻为人工授精的助推器：IVF'booster，其中指出"一项研究发现，在试管婴儿期间进行针灸可以使怀孕的机会增加 100％（HAVING acupuncture during IVF increases the chance of falling pregnant by 100 percent，a study found）"②；又如《太阳报》在 2018 年 1 月 19 日发表的文章运用夸张手法将针刺称为"多刺疗法"（Prickly treat)③。该篇文章借用大量名人的亲身经历介绍了针灸的美容效用，如金·卡戴珊（Kim Kardashian）、格温妮丝·帕特洛（Gwyneth Paltrow）和珍妮弗·安妮斯顿（Jennifer Aniston）等都是中国传统疗法的支持者（Kim Kardashian, Gwyneth Paltrow and Jennifer Aniston are said to be fans of the ancient Chinese practice)。④

另外，借用名人效应，提升传播效果。如《澳大利亚人》在 2020 年 4 月 14 日发布的新闻中提到国家主席习近平：《习近平编织替代医疗的丝绸之路》（"Xi Weaves Silk Road of Alternative Healthcare"），文章报道了习近平主席领导中国对抗新冠病毒的特色方案："习近平主席指示医务工作者在对抗新冠病毒时坚持中西医结合使用（Mr Xi instructed health workers to 'adhere to using Chinese medicine alongside Western medicine' in the fight against the new coronavirus)。"⑤ 又如《每日邮报》在 2020 年 9 月 26 日发布的一篇名为《丽莎·斯诺登透露，她的美容计划"重回正轨"，同时她分享了一些她的针灸治疗》（"Lisa Snowdon Reveals She's 'back on Track' with Her Beauty Regime as She Shares a Glimpse of Her Acupuncture Treatments"）的文章中提到了英国著名主持人和时装模特丽莎·斯诺登

① "Can you really beat pain without drugs?", *Daily Mail*，2020－8－18.
② "IVF' booster", *The Sun*，2016－7－5.
③ "Prickly treat", *The Sun*，2018－1－19.
④ "Prickly treat", *The Sun*，2018－1－19.
⑤ "Xi Weaves Silk Road of Alternative Healthcare". *The Australian*，2020－4－14.

(Lisa Snowdon)，提及针灸，"丽莎声称针灸过程是最放松的，有助于平衡荷尔蒙（Lisa has spoken about the benefits of acupuncture before claiming the procedure was 'most relaxing' and helped balance her hormones)"。[①] 借用名人效应，可以增强受传者对中医药的信任，更好地展现中医优势。

（三）研究结论及建议

通过对上述国际主流媒体的研究不难发现，中医药文化在海外传播过程中存在部分问题：其一，中医药文化传播广度不够。在国际主流媒体对中医药文化的报道中，针灸是重点内容，而中药、拔罐、推拿、按摩等相关中医诊疗方式的议题设置较少，热度低于针灸，甚至存在部分议题以"补充或替代医学"来指代中医药文化的现象，传播内容上呈现出极大的不均衡、不全面现象。其二，中医药文化报道欠缺深度。有学者对中医药文化对外传播程度进行了划分："第一阶段，边缘能力提升阶段，包括人、财、物、技术等中医药资源的传播；第二阶段，中间传播能力提升阶段，包括对中医药文化价值标准、规范等的传播；第三阶段，核心能力提升阶段，包括对中医药文化价值观念、文化精神、思维模式等的传播。"[②] 国外媒体对中医药文化的相关报道停留在第一阶段，即有关中医药资源的传播，即使是报道海外受传者热衷谈论的针灸疗法时，也多是浅表地提及方法、疗效等内容，且流露出对其安全性的质疑，对中医药文化的精神内核缺乏足够的理解和关注，往往忽视中医对外交流中文化的核心价值。[③] 针对中医药文化的国际传播，提升中医药文化在国际舞台上的话语权，就要"抓重点、补短板、强弱项"，积极设置议题，提升新闻舆论引导力。

基于对国际主流媒体中医报道的分析，我们明确以针灸为代表的中医是海外受传者所关注的重点内容，以此为突破口，寻求中医药文化国际传播的突围之策。据统计，全球有 186 个国家和地区使用针灸，接受过针灸治疗的

---

① Emily Webber，"Lisa Snowdon reveals she's 'back on track' with her beauty regime as she shares a glimpse of her acupuncture treatments". *Daily Mail*，2020－9－26.

② 毛志强、杨德辉：《中医药文化海外传播话语权的整体性建构》，《南京中医药大学学报》，2020（04），第 243 页。

③ 朱媛媛：《中医药文化国际传播的现状与思考》，《文化产业》，2019（22），第 50 页。

人数已达世界总人口的 30% 以上。① 作为中医药文化中的优秀代表，针灸已
然成为一张中医药文化国际传播的名片，因此更需乘势而为，一方面加大对
针灸的研究开发和扶持力度，提升针灸的诊疗水平，增强其说服力；另一方
面主导开展针灸的海外科研合作，共享发展机遇的同时争做针灸诊疗话语主
导者，以期更好地融入世界。

国外主流媒体对中医疗效的关注反映了在人类疾病谱更新及健康观转变
的当下，海外受传者寻求中医进行诊疗的希冀。事实上，中医的辨证疗法成
效斐然，在防治非典、新冠肺炎等人类重大突发性传染疾病中发挥了重大作
用，"在治疗慢性病、代谢性疾病、病毒性疾病、肿瘤等方面也显示出自身
的原创优势"②，其疗效为世界所瞩目，得到了国际受传者的认可与肯定。
在传播过程中，进一步突出中医疗效有利于取得良好的传播效果。

基于国际主流媒体报道中缺失的议题，明确中医国际传播的短板，可予
以相应措施进行补救。目前中医药文化在走出去的过程中需加大传播力度。
据人民网英文版中医药对外报道情况的研究结果显示，我国对中医药教育、
中医药历史文化等方面的报道比重偏低，仅占 11.58%。③ 如何提升中医药
文化对外传播的广度和深度，是目前亟待解决的问题。从全球传播的角度来
看，可以利用海外受传者的共通性进行广撒网式传播，提升传播广度，同时
针对不同海外受传者因地制宜地以不同的传播策略进行中医药文化的科普与
传播。例如加大中医药文化历史底蕴、中医药教育、中医药文化哲学体系等
核心思想的宣传力度，补齐中医药文化对外传播短板、提高中医药文化国际
影响力。在对癌症、慢性病等疾病的诊疗上，中医具有独特的优势，在一定
程度上补齐了现代医学的短板。对于疗效良好却鲜有人知的中医诊疗方式，
要补齐传播的短板，加强中医药文化对外传播力度，在议题设置上充分参考
借鉴国际主流媒体的策略，契合国际受传者的阅读习惯和阅读兴趣。

通过对国际媒体议程设置的分析，我们充分认识到中医自身存在的问

① 《世界卫生组织传统医学战略 2014—2023》，世界自然医学组织健康促进会网，http://www.wnmohpa,org/cms/show-283.html，2021-03-01。
② 曹洪欣：《发展中医药需坚持文化自信》，《光明日报》，2017-07-22。
③ 蒋明佳：《人民网英文版中医药对外报道状况及语言分析》，北京中医药大学硕士学位论文，2014 年，第 16 页。

题。国际受传者之所以对中医安全性存疑，是由于目前尚缺乏统一的国际量化标准，在疗效上不能完全让人信服。其一，中医疗效的关键因素在于中药质量，国家应形成一系列质量监督管理体系、中药材国际标准体系，从源头把控中药质量，在中药种植（养殖）、采集、加工炮制、流通等方面加强监管，形成生产制造规范、市场准入规范、监督管理规范，保障中药上、中、下游市场质量，"同时鼓励道地药材种植，提高药材产量和质量"①。其二，加强研究，将中医和现代科技接轨，整合中医的有效临床实证，通过权威可靠的疗效数据增强说服力，是中医走向国际社会的必经之路，积极寻求国内外专业机构合作，对中医诊疗方法、中药成分等进行深入研究，明确中药有效成分，以专业研究数据佐证中医疗效，有助于打消海内外受传者对中医安全性的顾虑；另外，加强中医理论内涵及思维方式的国际教育，培养更多国际化人才，有助于填补跨文化适应鸿沟，构建文化对接方式，促进中医药文化国际传播。

面对我国发起的"一带一路"倡议，中医药文化要抓住机遇，积极对接，充分认识到中医药文化国际传播的现状，抓重点、补短板、强弱项，积极创设海外受传者喜闻乐见的议题，掌握中医药文化话语权，更好地实现中医药文化国际传播。在人才培养方面，借助教育、科研、国际合作等方式，建立健全专业化中医药文化海外传播人才培育机制，为中医药文化国际传播建言献策，提供切实可行的传播策略；在中西文化差异巨大的背景下，要"积极构建中西融通的话语表达体系，打通中西对接的话语渠道"②。在掌握中医药文化国际话语权的同时，运用好新媒体传播形式，加强中西方沟通对话、协同合作，跨越文化差异鸿沟，提升中医药文化海外影响力。随着信息技术的快速发展，信息传播已不再局限于语言符号及其表征的意义，在中医药文化对外传播过程中，应正确预测未来信息传播趋势，抢先占领现代信息传播高地，引导信息传播向更精准化、立体化、多元化、智能化的方向转变，以期为中医药文化国际传播提供更科学、更高效的传播方式。

---

① 周阿剑：《澳大利亚主流媒体中医药报道现状及话语倾向性研究》，北京中医药大学硕士学位论文，2017年，第70页。

② 毛志强、杨德辉：《中医药文化海外传播话语权的整体性建构》，《南京中医药大学学报》（社会科学版），2020（04），第245−246页。

二、中医孔子学院的实践与探索

中医作为中华民族智慧的结晶，数千年来为保卫人民生命健康安全做出了巨大贡献，其行之有效的临床诊疗及先进的医学理念，吸引了世界各地人民的追捧与学习。现如今依托孔子学院，中医药文化打开了通往国际社会的新路径，为践行人类命运共同体理念、促进世界医疗体系的完善以及保护世界文化多样性贡献了中国力量、中国智慧和中国方案。通过对中医孔子学院的实践与探索路径进行研究，我们归纳总结出其特有的传播规律及所存在问题，旨在为中医药文化国际传播提供新思路、新理念。

（一）中医孔子学院发展现状

孔子学院是中外合作建立的非营利性教育机构，致力开展汉语教学和中外教育、文化等方面的交流与合作，发展中国与外国的友好关系，促进世界多元文化发展，构建和谐世界。截至目前，全球已有 162 个国家（地区）设立了 550 所孔子学院和 1172 个孔子课堂。① 考虑到中医药文化为中国优秀传统文化，在孔子学院"致力于促进世界多元文化交流"的宗旨及国家中医药国际发展战略的政策机遇下，中医孔子学院、中医孔子课堂应运而生。

国内中医药院校及相关部门积极探索中医海外教育、传播模式。2008年中国国家汉语国际推广领导小组办公室与英国伦敦南岸大学合作建设世界上第一所中医孔子学院——伦敦中医孔子学院。同年，在天津中医药大学的积极筹备下，日本创建了首家中医孔子课堂。此后十余年间，中医孔子学院/课堂在世界各地扎根，孔子学院中亦开设了众多中医类课程，依托孔子学院进行的中医药国际传播已然形成"遍地开花"的局面。来自国家中医药管理局的数据显示，截至 2019 年 12 月，全球建有 15 所中医孔子学院和孔子课堂（见表 5.1），分别为南非西开普大学中医孔子学院、伦敦中医孔子学院、日本学校法人兵库医科大学中医药孔子学院、匈牙利佩奇大学中医孔子学院、澳大利亚皇家墨尔本理工大学中医孔子学院、泰国华侨崇圣大学中医孔

---

① 《550 所孔子学院遍及全球 162 个国家和地区》，中国新闻网，http://www.chinanews.com/hr/2019/12-09/9029061.shtml，2021-03-01。

子学院、巴西戈亚斯联邦大学中医孔子学院等，78 个国家 240 多所孔子学院开设了中医、太极拳等课程，注册学员 3.5 万人，18.5 万人参加相关体验活动，受到了海内外各国民众的欢迎。①

表 5.1　中医孔子学院/课堂一览表

学院/课堂名称	国内对接高校	所在国家	承办机构	成立时间
伦敦中医孔子学院	黑龙江中医药大学	英国	南岸大学	2008 年
神户东洋医疗学院孔子课堂	天津中医药大学	日本	神户东洋医疗学院	2008 年
皇家墨尔本理工大学中医孔子学院	南京中医药大学	澳大利亚	皇家墨尔本理工大学	2010 年
学校法人兵库医科大学中医药孔子学院	北京中医药大学	日本	学校法人兵库医科大学	2012 年
佐治亚瑞金斯大学孔子学院	上海中医药大学	美国	佐治亚瑞金斯大学	2014 年
圆光大学孔子学院	湖南中医药大学	韩国	圆光大学	2014 年
世明大学孔子学院	江西中医药大学	韩国	世明大学	2015 年
佩奇大学中医孔子学院	华北理工大学	匈牙利	佩奇大学	2015 年
圣马力诺孔子学院	北京城市学院	圣马力诺	圣马力诺大学	2015 年
科英布拉大学孔子学院	浙江中医药大学	葡萄牙	科英布拉大学	2016 年
华侨崇圣大学中医孔子学院	天津中医药大学	泰国	华侨崇圣大学	2016 年
斯洛伐克医科大学中医孔子课堂	辽宁中医药大学	斯洛伐克	斯洛伐克医科大学	2016 年
戈亚斯联邦大学中医孔子学院	河北中医学院	巴西	戈亚斯联邦大学	2019 年

中医孔子学院在弘扬中华文化的基础上，以中医药文化为重点和特色进行针对性传播，以期推动中医药文化国际传播再上新台阶。目前，中医孔子学院正处于蓬勃发展阶段，积极与国外相关院校、政府及医疗机构进行合作交流，主办、协办各类中医药文化国际性传播活动，充分发挥了中医药文化

①《医药国际合作持续推进，240 多所孔子学院开设中医、太极拳课程》，新华网，http://www.xinhuanet.com/world/2020－07／27/c＿1126290814.htm，2021－03－01。

国际传播的桥梁和纽带作用，取得了显著成效。如 2019 年 11 月 8 日至 9 日，由华北理工大学与佩奇大学中医孔子学院协办的第十六届世界中医药大会暨"一带一路"中医药学术交流活动在匈牙利首都布达佩斯召开。大会以"防病强身民心所向，健康和谐命运相连"为主题，来自全球 30 余个国家和地区的 800 余名专家、学者就中医药传承与创新、中医药人才培养等问题展开交流。①

（二）中医孔子学院现状分析

对于中医孔子学院的发展，国家层面给予了大量支持。新中国成立以来，我国综合实力稳步提升，政治、经济、文化等建设均取得了举世瞩目的成就。伴随中国的飞速发展，中华文化的对外传播成为现实需要，中医药文化作为中国元素的代表之一，其传播的效果直接影响着我国医学在国际上的话语权。基于中华民族伟大复兴的现实需要，国家日益重视中医药文化的对外传播，颁发了一系列相关政策。习近平主席提出"一带一路"发展倡议②，将"文化交流"作为其中关键一环，拓宽中医药文化对外交流的平台，为中医药文化的对外传播创造了更为便利的条件。如 2016 年成立的"一带一路"中医药国际联盟，为中医药国际交流与合作搭建了学术交流平台③，又如国家发布的《中医药"一带一路"发展规划（2016—2020 年）》提出："在条件成熟的沿线国家开设更多的中医孔子学院。"④ 中医孔子学院在此机遇下，打造了集中医药文化传播、中医药教育及中医药国际贸易"三位一体"的中医药文化传播新格局。⑤

国际层面，中医孔子学院得到国际社会的广泛认可。随着人类疾病谱更新及人类健康观念转变，中医的显著优势逐渐得到国际社会的认可。老龄化

---

① 《第十一届世界中医药大会在匈牙利举行》，《人民日报》，2019—11—19。
② 《授权发布：推动共建丝绸之路经济带和 21 世纪海上丝绸之路的愿景与行动》，新华网，http://www.xinhuanet.com/world/2015—03/28/c_1114793986.htm,2021—03—01。
③ 闫峥：《"一带一路"中医药国际联盟成立》，《中国中医药报》，2021—03—01。
④ 《中医药一带一路发展规划》，国家中医药管理局，http://www.satcm.gov.cn/bangongshi/gongzuodongtai/2018—03—24/1330.html,2021—03—01。
⑤ 张文明：《孔子学院视角下的中医文化国际传播研究》，南京中医药大学硕士学位论文，2018 年，第 14 页。

的加剧、慢性病人的增加，都让世界将目光转移到具有预防康复、养生保健等独特优势和文化内涵的中医药上来①，中医药文化因此成为中国对外传播中华文化的重要窗口和载体。此外，中国经济飞速发展，自 2010 年以来我国 GDP 排名超越日本，稳居世界第二②，经济常年中高速发展，吸引世界各国纷纷主动寻求与中国合作，希望与中国共享发展成果。中医孔子学院作为中西方文化交流的桥梁与纽带，得到国际社会的广泛认可。

回到中医药文化自身的发展来看，我国中医药文化的传承发展成绩斐然。2015 年，屠呦呦因发现青蒿素获得诺贝尔生理学或医学奖，向世界证明了中医的价值；中国针灸被列入"人类非物质文化遗产代表作名录"，中医在国外合法化进程不断加快，中医教育在海外蓬勃发展……表明中医药文化逐渐获得国际社会的认可。中医药文化取得如此辉煌的成就，与其自身的先进性息息相关，其独特的养生、保健理念和良好的临床疗效让"中医热"持续升温。另外，中医药文化中蕴含的天人合一、人文化成、以人为本等人文精神，代表着深厚的中华文化，具有重大的传播价值。

然而相较于孔子学院而言，中医孔子学院仍处于摸索建设时期。从传播主体来看，主要面临教学资源匮乏问题，如师资力量短缺，缺乏精通中华文化和中医药文化的复合型优秀教师；统一课程体系尚未健全，甚至出现了与海外合作大学课程时间冲突、学分不被认可等现象，没有与合作大学做好统一的课程规划；缺乏统一的教材，目前各中医孔子学院所使用的教材大多是自编教材，内容单一，针对性不强，缺乏入门级的英文教材和中医教材；③此外还存在办学水平有待提高、资源整合亟待加强等问题。④ 从传播内容来看，中医药文化国际传播内容层次较浅，尚未深入中医药文化核心价值观的层面，海外受传者常常缺少系统、完整的学习；中医药文化传播方式单一，

---

① 潘淼：《中医药大学创建海外中医孔子学院的实践探索与研究》，《天津中医药大学学报》，2017（04），第 304 页。

② 朱稳坦：《日本公布 2010 年 GDP 数据被中国赶超退居世界第三》，环球网，https://world.huanqiu.com/article/9CaKrnJqgFV，2021-03-01。

③ 陆颖、赵丹、李小青等：《海外中医孔子学院的发展现状初探》，《中医药文化》，2016（03），第 22 页。

④ 潘淼：《中医药大学创建海外中医孔子学院的实践探索与研究》，《天津中医药大学学报》，2017（04），第 306 页。

以传统授课、学术讲座等为主，难以引起受传者的共鸣。从受传者来看，海外受传者来源广，年龄层次跨度较大，不同受传者群体之间甚至存在较大文化差异，受传者对中医药文化认同度有限，因此中医孔子学院教学难度大。从传播效果来看，中医药文化传播效果反馈和监督评价体系尚处于起步阶段，亟须加强和优化。[①]

（三）中医孔子学院探索与实践路径的启示与建议

中医孔子学院作为国家对外推广中华文化的窗口和纽带，本身就是一种新兴的文化外交形式[②]，是一项关系重大的国家工程，对于促进中医药文化国际传播、提高中国国际话语权、推动构建和谐世界具有重大作用。在进一步的发展中，中医孔子学院首先需要加强体系建设，健全师资队伍。目前，中医孔子学院尚处于探索阶段，课程体系尚未完善，教师体系亟待健全。各中医孔子学院应着力专注教师队伍及课程体系建设，一方面培育高层次、高水平的中医教育师资力量，打造一支具有扎实中医药文化理论基础、较强双语基础、临床实践经验丰富的复合型人才队伍。另一方面，联合全球中医孔子学院，协同设立中医药文化教育课程研究中心，致力构建顶层设计，为全球中医孔子学院的发展共商对策，建立健全一系列指标体系、完善课程教育体系、传播效果反馈体系、监督评价体系等，由研究中心组织统一编写翻译中医教材，保证教学水平，摆脱当前存在的教材良莠不齐、课程设置混乱、反馈体系缺失等现实困境。

其次要注意深挖中医药文化内涵，提升教学水平。中医孔子学院有其特有的文化优势，中医药文化博大精深，值得深入挖掘。当下，中医药国际传播内容层次较浅，对中医药文化的核心价值与普适价值尚无定论。[③] 基于当下中医孔子学院的实践情况，"需将中西医文化所共有的核心观念，如自然

① 张文明：《孔子学院视角下的中医文化国际传播研究》，南京中医药大学硕士学位论文，2018 年，第 18 页。
② 付京香：《孔子学院的文化传播及其文化外交作用》，《现代传播》，2013（09），第 144 页。
③ 郑晓红：《试论中医文化的核心价值体系及其普世价值》，《中国中医基础医学杂志》，2012（01），第 108－109 页。

观、生命观、疾病观、道德观和中医药文化独有的养生观等加以凝练和提高"①，提升中医教育的整体教学水平和层次，助力中医药文化的国际传播。

此外，中医孔子学院在传播方式上还需要创新，并积极拓宽传播渠道。中医孔子学院传播中医药文化方式较为单一，通常是以传统的教学活动、知识讲座、文化活动为主，其传播的广度和深度处于浅层次。目前，传播媒介日新月异，传播渠道早已突破时空限制，朝着多元化、多层次的方向发展。中医孔子学院应积极探索，创新传播方式，在传统媒体传播的基础上，充分利用互联网＋等新技术，共享优质教学资源，依托网络孔子学院的建设，开展远程教学②，如录制英文网络课程，通过网络孔子学院或大型慕课平台进行传播③。

三、中医药品牌符号的国际传播与消费

符号学开创者索绪尔（F. D. Saussure）在其《普通语言学教程》一书中，将符号这一概念拆分为"能指"与"所指"两部分，说明两者的结合才能构成一个完整的符号。能指是用于指称或代表某一事物的媒介物，属于表达层面；所指是被指称或涉及的事物，属于内涵层面。④ 在全球化浪潮激荡世界的背景下，中医药文化品牌对外传播的影响力折射出中医药文化在海外的传播现状。基于索绪尔符号学原理，中医品牌中的能指是指品牌名称、品牌标志与包装等元素，而所指则是品牌精神、品牌内涵。分析中医品牌能指符号与所指符号的运用现状，旨在重塑中医的品牌符号，为中医药文化品牌抢滩海外市场建立一套行之有效的传播机制。

（一）中医院品牌符号运用现状

2020 年，医信天下互联网医学标准委员会在京发布了《中国中医院综

---

① 张文明：《孔子学院视角下的中医文化国际传播研究》，南京中医药大学硕士学位论文，2018 年，第 2 页。

② 潘淼：《中医药大学创建海外中医孔子学院的实践探索与研究》，《天津中医药大学学报》，2017（04），第 307 页。

③ 卞尧尧、杨丽丽、严姝霞等：《"慕课"对中医教育的影响与展望》，《中医药导报》，2015（24），第 114—117 页。

④ 赵毅衡：《符号学：原理与推演》，南京：南京大学出版社，2016 年版，第 88 页。

合实力排行榜》。该排行榜按照临床质量、学术质量、同行评价、创新指数和舆情 5 个维度计算得出，是中国传统医学历史上第一次全面评价中国传统医学临床质量的学科排行榜，具有权威性、代表性。本文选取该排行榜中排名前十的几个中医院，分别为广东省中医院（图 5.4）、中国中医科学院广安门医院（图 5.5）、江苏省中医院（图 5.6）、上海中医药大学附属曙光医院（图 5.7），并对其视觉识别符号 LOGO 进行分析。

 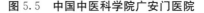

图 5.4　广东省中医院　　　图 5.5　中国中医科学院广安门医院

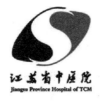 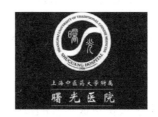

图 5.6　江苏省中医院　　　图 5.7　上海中医药大学附属曙光医院

不难看出，上述医院 LOGO 中呈现的能指符号有十字与和平鸽（图 5.4）、太极（图 5.5、图 5.6、图 4.7）、杏叶（图 5.6）等，最常使用的形状为圆形。

其中，太极"阴阳"符号体现的是中医的辨证思维，贯穿于中医的始终，是中医的核心与灵魂。整个中医体系以阴阳为纲，"从天时变化、天人关系、人之生理、病理、藏象、经络、诊法、治则、药物乃至针灸取穴等等，可谓贯通全卷，渗透至微"[1]。中医界亦作"杏林"，"杏林"来自东汉末年建安时代神医董奉的传说，据《神仙传》记载："君异居山间，为人治病，不取钱物，使人重病愈者，使栽杏五株，轻者一株，如此数年，计得十

---

① 王正山：《中医阴阳的本质及相关问题研究》，北京中医药大学博士学位论文，2014 年，第 1 页。

万余株，郁然成林。"① 董奉不仅医术高超，更有高尚的医德，受到了后人世代敬仰，董奉的杏林也就成了医家的代表，所以中医界也叫作"杏林"。广东省中医院所呈现的意象"十字与和平鸽"，代表医疗卫生行业寓意着和平、希望。除广东省中医院外，和平鸽或十字的意象也常见于其他医院，如湖北省中医院等。圆形则代表着全球、国际、团结、包容。此外，中医院LOGO多用绿色，代表着中草药、生命以及希望。

在打造中医品牌的过程中，其能指符号（符形）运用的情况与所指（中医药文化内涵）表达深度的关联深厚。品牌是能指与所指的统一，打造中医品牌，实际上就是将中医药文化"内化于心、外化于行"。上述中医院均为我国实力排名较前的中医院，其综合实力居于全国前列，在一定意义上，代表了我国中医药文化传承与发展的最高水平，作为中医药文化国际传播的中流砥柱，其品牌符号意义重大。然而不难发现，上述中医院创设能指符号时，存在着缺乏核心品牌内涵的问题。尽管上述中医院在设计能指符号时都参考或借鉴了中医药文化的内核，如阴阳、杏林等元素，却缺乏独特性与国际性。品牌承载的是组织文化，固然要体现行业内涵，然如若缺乏自身独特的核心符号资源，不了解国际受传者对中医的认知，则显得 LOGO 设计过于平凡，千篇一律。我国中医院在走向国际的过程中，必然要考虑到跨文化语境下海外受传者对我国中医药文化品牌符号的解读能力与领会能力，在创设能指符号时，不断与时俱进，与国际主流设计语言接轨，突出品牌符号辨识度，方能在中医药文化国际传播中起到四两拨千斤的效果。

（二）中医药老字号品牌同仁堂国际传播现状

1669 年（清康熙八年），乐显扬创办同仁堂药室，其三子乐凤鸣子承父业，在药室基础上，开办同仁堂药店，并于 1706 年撰写《同仁堂药目叙》，其中的两个必不敢——"炮制虽繁必不敢省人工，品味虽贵必不敢减物力"② 成为同仁堂恪守至今的古训，也是同仁堂的精神与象征，属于同仁堂不可或缺的内涵层面。与一般的中医药商品符号、中医院 LOGO 等表层所

---

① 葛洪：《神仙传校释》，胡守为校释，北京：中华书局，2010 年版，第 335 页。
② 《炮制虽繁必不敢省人工，品味虽贵必不敢减物力》，中国北京同仁堂（集团）有限责任公司网，http://www.tongrentang.com/menu60/newsDetail/166.html，2021−03−01。

指内容相比,诸如同仁堂深厚精神内涵的所指符号所蕴含的内容更加丰富,且在其传播中,往往更具底蕴与传播价值。

同仁堂在国际传播中成绩斐然,从开办门店、建设生产研发基地,到推广品牌、传播文化,再到境外上市;从1993年在香港开设门店,到1995年英国伦敦店开业、2002年加拿大温哥华店开业、2005年澳大利亚悉尼店开业,再到2016年南非店开业,同仁堂实现了在亚洲、欧洲、美洲、大洋洲、非洲全球五大洲的全面布局①。

在跨文化传播视域下,同仁堂突破异质文化的抵触,取得如此辉煌的成绩,离不开其对海外市场的精准把握。面对不同国家迥异的文化,同仁堂文化先行,建立养生中心吸引受传者体验传统中医项目,如针灸、推拿等。面对各国针对传统医药设立的准入门槛,同仁堂因势利导,成立各国政策研究组,并联手海外医药研究机构展开中药成分安全性研究。

2015年,李克强总理在政府工作报告中首次指出要"制定'互联网+'行动计划,推动移动互联网、云计算、大数据、物联网等与现代制造业结合……引导互联网企业拓展国际市场"②。乘着"一带一路"的东风,同仁堂"传承不泥古,创新不离宗"③。与时俱进,积极对接创新2.0推动下互联网发展的新业态,成立同仁堂国际,秉承百年仁德济世堂训,以中医"治未病"为理念,上线中医药"走出去"平台,为中医药国际化实现"互联网+"的新布局,借助大数据、人工智能、区块链及5G等技术实现用户精准定位,并积极与海外知名品牌开展合作,推动中医药文化"走出去"。据同仁堂国际网显示,同仁堂与北美加拿大第一健康品牌"Natrual Factors"、日本健康最大流通集团 AFC－HD AMS Life Science Co., Ltd. 旗下品牌AFC、美国著名营养保健品品牌"Jarrow"、西班牙保健第一品牌"MARNYS"等享誉国际的知名品牌达成合作,取得良好市场反响。其品牌LOGO(如图5.8)亦体现了深厚的中国文化:"天圆地方,天地融合,来

---

① 孙莉:《同仁堂:借力"一带一路"开拓海外市场》,《今日中国》,2017(11),第71页。引用时有改动。

② 《2015年政府工作报告(全文实录)》,人民网 http://lianghui. people. com. cn/2015npc/n/2015/0305/c394298－26642056. html,2021－03－01。

③ 《传承不泥古,创新不离宗》,人民网 http://politics. people. com. cn/n1/2016/0906/c14562－28695856. html,2021－03－01。

源于《易经》阴阳体系中对天地生成及其运行的解读，也是古代华夏民族先哲们认识世界的思维方式，标志寓意深远，简洁明了，体现出同仁堂国际带给人们东方传统医学及宇宙生命哲学的大健康品牌核心精神。"① 而同仁堂首字母缩写"TRT"蕴含于其中，既增加了辨识度，又与国际接轨。可以说，作为我国中医老字号排头兵，同仁堂发挥了品牌符号的作用，将其外延与内涵充分发挥，能指内容与所指内容完美融合，走出了一条不失中国特色的海外传播之路。

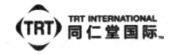

图 5.8　"同仁堂国际" LOGO

（三）中医药文化品牌传播策略

将中国文化和新兴文化相互交融，内化其魂，外化其形，打造中医品牌，将其内涵推广到当代人的心中，进而获取认同感，不断地维护中医品牌及其文化内涵之间的联系，方能真正走出属于中医药文化的发展之路。

中医品牌在创设品牌符号的时候应注意到：其一，保持品牌历史延续性。挖掘中医药文化内涵、体现中医药文化元素是中医品牌符号一以贯之的创设策略，也是中医品牌的源头活水。中医品牌如若从中医药文化土壤中剥离，将失去中医在价值体系层面的基础。其二，提高中医品牌辨识度，体现差异性传播。辨识度缺失是目前中医品牌存在的一大问题，不论是中医院，抑或是中医药企业，都根植于中医药文化的深厚土壤之中，都有其存在的共性，但共性的存在不意味着个性的缺失，精准把握各企业、各组织内部不同的核心符号资源，才能率先突破桎梏，获得市场认可。其三，守正创新，符合国际传播的逻辑。在创设中医品牌能指符号时，要传承，要发展，更要创新，积极融入世界、汇入大流，做到尊古而不泥古，创新而不离宗。此外，

---

① 《我们是谁：同仁堂国际全球化的智慧健康服务平台》，同仁堂国际网 http://www.trtgj. com/top.html#ajax/zn/about.html。

在中医药文化品牌对外传播过程中，要充分认识到品牌符号对于传播的重要性，发挥核心品牌内涵，以核心产品为突破点，提升中医药文化品牌在海外市场的影响力，并以此为延伸，充分认识海内外受传者的核心诉求，实现差异化定位，选择适合自身品牌发展特点的细分市场。

第四节　创新与突围：中医药文化国际传播提升路径

全球化时代中国国家形象的塑造既是一项史无前例的文化影响力提升工程，又是打造中国文化国际话语空间的重要路径[①]，"需要全方位的参与，其主体不但包括政府和媒体，还应包括企业和全体国民"[②]。中医药文化是国家传统文化的重要组成部分，其国际传播不仅关乎国际社会对中医的认知和评价，还体现国家的综合实力和竞争力。随着中国国际地位的不断提升，中医药文化作为我国文化软实力一个重要组成部分[③]，其国际传播变得尤其重要。本节依据拉斯韦尔传播理论的 5W 模式，基于中医药文化的国际传播历史和现状探讨当下中医药文化国际传播的提升路径。

一、多元主体协同创新，推进中医药文化"走出去"

"走出去"战略又称国际化经营战略，是指中国企业充分利用国内和国外"两个市场、两种资源"积极参与国际竞争与合作，实现我国可持续发展的现代化强国战略。中医药文化走出去，即指中医药文化传播主体抓住国内外市场和资源，将中医药文化以各种形式推广到世界，以提高中国在国际上的话语权。

中医药文化国际传播过程中存在不同的传播主体，他们各自扮演着不同的角色，发挥不同的作用。中医药文化的国际传播既是一项关乎国家形象的系统工程，也是各中医药企业及关联产业走向国际的重要基础，不仅需要政

---

① 李思乐：《中医药企业的国际化：形象构建与对外传播》，《对外传播》，2020（07），第 18 页。

② 程曼丽：《大众传播与国家形象塑造》，《国际新闻界》，2007（03），第 6 页。

③ 许晶晶、朱家胜：《中医药文化对外传播的重要意义》，《课程教育研究》，2018（39），第 30 页。

府进行引领，也需要各传播主体进行协同合作。在考虑政治需求的基础上，各非政府组织、企业等传播主体要遵循市场经济规律，发挥各产业主导优势，共同参与，精诚合作，构筑好中医药文化国际传播的系统工程。①

（一）居于主导地位的政府做好顶层设计

政府居于中医药文化国际传播的主导地位。国家中医药管理局在 2007 年 12 月印发的《中医医院中医药文化建设指南》中，对中医药文化进行了明确的定义："中医药文化是中华民族优秀传统文化的重要组成部分，是中医药学发展过程中的精神财富和物质形态，是中华民族几千年来认识生命、维护健康、防止疾病的思想和方法体系，是中医药服务的内在精神和思想基础。"②

中医药文化是中华文化特有的文化符号和科学瑰宝，是五千年中华文明的重要组成部分，其中蕴含的东方哲学思想和人文精神至今仍在世界文明中熠熠生辉。中医药文化的传播也同样有着悠久的历史，自"公元 5 世纪起，中医药相继流传到了印度、阿拉伯、日本、朝鲜、越南等国；公元 10 世纪后又向西方国家传播，对当时东方和西方医疗保健和医药学的发展产生了较为深远的影响"③。中医药文化传播作为一个系统工程，其文化软实力的构建需要创新公共文化服务方式和管理体制。只有通过深化改革，改变陈旧的思想观念、做法规定和体制弊端，才能为中医药文化的繁荣开辟广阔空间，提供强大动力支持。这迫切需要中医药文化的传播主体——政府做好顶层设计。中医药文化的对外传播亟须上升到国家战略阶段，由国家牵头，相关部门协同合作，通过"走出去"战略进一步增强中华文化的国际输出能力。④

从国家层面统筹协调其发展，在政策、资金等方面予以保障，是中医药文化得以发展并传播的先决条件。目前，世界各国致力探索绿色发展之路，推动经济转型升级、社会经济可持续发展。中医相关产业绿色低碳特征明

---

① 何娟：《中医药西传研究——以明末清初西方医学在华传播模式为视角》，山东中医药大学博士学位论文，2018 年，第 83 页。
② 《国家中医药管理局关于印发中医医院中医药文化建设指南的通知》，国家中医药管理局网，http://www.satcm.gov.cn/yizhengsi/gongzuodongtai/2018-03-25/6542.html，2021-03-01。
③ 陈晨：《中医药文化国际传播路径探究》，《齐鲁周刊》，2020（10），第 63 页。
④ 张其成：《中医药文化发展需要国家战略》，《光明日报》，2017-04-29。

显，产业链条日益粗壮延伸①，发展潜力巨大，契合世界经济发展大潮。发展中医药相关产业，弘扬中医药文化，从经济、文化层面入手，打造经济发展新增长极，对推动国家经济持续健康发展具有重大战略意义。随着人类疾病谱的变化和世界人民健康观念的转变，许多国家都在加速对传统医学的研究。要实现中医药文化走向世界，完整地讲好中医药文化的故事，传递中国的价值与智慧，就要"加强顶层设计，做好长远全局规划。文化的对外交流与传播是一项任重道远的工作，需要政府发挥自身功能，整合各方资源，完善智库建设，为文化传播提供长远完整的战略规划"②。

（二）社会组织发挥优势，做好攻坚工作

"社会组织介于政府与企业之间，既没有政府的政治权威性，也没有企业的逐利性。因而组织传播具有灵活性、公益性等特征。"③ 除政府外，相关社会组织，如科研院所、中医院校等都是中医药文化的重要传播者。这类社会组织在提升中医自身先进性、创新中医表达方式以及开拓中医药文化传播路径上具有独特优势，发挥了显著作用，为中医药文化对外传播提供了源源不竭的动力支持。"中医药文化的国际传播离不开专业的队伍，社会组织要培养高水平专业人才队伍，才能让中医药文化传播的路径和渠道更加畅通。"④ 此外，在中医药文化传播过程中，各类标准化问题亟待解决：

一是翻译标准障碍。目前各大中医高校依托孔子学院，创办中医孔子学院、中医孔子课堂，对外直接输出中医药文化，但其中不乏种种阻碍，最为迫切的问题便是教材翻译问题。翻译问题并非仅存于中医药相关院校、机构，而是普遍存在于整个中医药文化国际传播进程中，俨然成为横亘于中医药文化对外传播路上的一块绊脚石，不仅阻碍着中医药文化更快更好地向外准确传播，甚至使海外受传者产生误解，不利于中医药良好形象的塑造。中医药文化国际传播亟须攻克语言难关，成立专业的翻译团队，制定中医药名

---

① 徐永红：《中医药文化对外传播研究——以文化适应为视角》，华东师范大学博士学位论文，2014年，第103页。

② 龙柏林：《中华文化对外传播的策略选择》，《广西日报》，2019-08-01。

③ 陈晨：《中医药文化国际传播路径探究》，《齐鲁周刊》，2020（10），第63页。

④ 徐永红：《中医药文化对外传播研究——以文化适应为视角》，华东师范大学博士学位论文，2014年，第112页。

词术语翻译标准，提升国际话语生产能力。专业团队的打造不仅需要丰富的中医专业知识储备，过硬的语言交际能力，还要具有国际视野和良好的跨文化适应能力，既能准确翻译中医药古典书籍，又能很好领悟、传达中医药文化精髓。只有培养复合型、国际化的中医药国际传播人才，才能更好地发挥中医药文化传播的整体效应。

二是行业标准障碍，亦可称之为技术标准障碍。目前国际上对中医药、中医理疗方法存疑，各国都制定了相关中医药准入制度，究其原因，是由于跨文化语境下，中医独特的理疗方法，如望、闻、问、切等无法通过现代术语、现代标准表达，各类中成药在制作过程中无法体现现代医学的量化标准。国内相关科研院所、组织机构要加强研发，积极对接现代科学，探索中医现代化之路，提升中医科学性、安全性，既要保留中医药文化的精髓和特色，也要针对中医现存的问题进行革新，"形成科学、系统、权威的标准体系并推向国际，制定或实质性参与制定中医药国际标准体系，通过标准化纠正中医药'去中国化'倾向"①。

（三）相关企业勇于担当，打造中医药文化品牌

企业或公司作为营利性社会组织在中医药文化国际传播中发挥着重要作用，如国际养生保健文化产品交易博览会、中医药文化展、文化养生国际度假旅游等。虽是以营利与企业宣传为目的，但也从不同角度拓展了中医药文化国际传播路径。再如，北京同仁堂为了扩大其在海外的市场，有针对性地推出了一系列与中医养生知识以及中医药发展历程相关的各种中医药文化节目，在海外电视、互联网媒体播放，这一举动也为中医药文化的国际传播贡献了一份力量。

在中医药文化"走出去"的路径中，"首先，中医药企业宜开展多领域、跨学科的联合技术攻关，加速对经典名方、名医验方的保护和现代化转化，突破中药"丸、散、膏、丹、汤"传统剂型的局限，努力向口服液、胶囊、软胶囊、颗粒剂、片剂等成品剂型转型，并在保证疗效的前提下适当迎合海

---

① 徐永红：《中医药文化对外传播研究——以文化适应为视角》，华东师范大学博士学位论文，2014年，第105页。

外民众的生活方式和用药习惯"①。其次，中医药企业需注意确保产品的安全性、可追溯性，采用更加现代化、符合当地文化品位的药品包装，明确处方的组成、各味药量、用法用量和功能主治，不回避不良反应、禁忌和注意事项，对疗程进行必要提示，指导临床合理用药。最后，具备条件的中医药制造企业可利用中医药产品优势，延伸产品链，以进入口腔护理、饮品、日化类、保健食品、母婴女性用品等领域为跳板，拓展国际化发展空间，研发出更加贴合国外消费理念的非医药拳头产品。

二、重组中医药文化话语体系，讲好"中医故事"

党的十八大以来，习近平主席多次强调要"讲好中国故事，传播好中国声音，向世界展示真实、立体、全面的中国"②。讲好中医故事，就是传播中国文化，提升中国的国际话语权；讲好中医故事，就要立足实践，深挖中医药文化内核，努力构建具有中国特色的医学话语体系。

从传播内容来看，中医药文化传播内容层次较浅，挖掘力度有待加强。中医药文化体系内涵丰富，包括中医药文化、中医专业理论、中医药临床经验技能、中医药物四个要素③，其中中医药文化是中医的精髓，如若淡化甚至漠视中医药文化的传播，中医价值将大打折扣。基于此，本书认为中医在传播过程中需要重组中医药文化话语体系，讲好"中医故事"。

（一）因地制宜开展中医药文化教育

跨文化视域下各民族文化千差万别，《联合国教科文组织国际专家研究报告——多种文化的星球》将世界划分为八大文化圈，分别是：中国和东亚文化圈、欧洲文化圈、北美洲文化圈、拉丁美洲文化圈、阿拉伯文化圈、非洲文化圈、印度和南亚文化圈、俄罗斯和东欧文化圈。④ 不同文化圈的民众

---

① 李思乐：《中医药企业的国际化：形象构建与对外传播》，《对外传播》，2020（07），第20页。

② 《习近平：举旗帜聚民心育新人兴文化展形象，更好完成新形势下宣传思想工作使命任务》，新华网，http://www.xinhuanet.com/politics/2018—08/22/c_1123310844.htm.

③ 何娟：《中医药西传研究——以明末清初西方医学在华传播模式为视角》，山东中医药大学博士学位论文，2018年版，第72页。

④ 欧文·拉兹洛：《联合国教科文组织国际专家研究报告——多种文化的星球》，戴侃、辛未译，北京：社会科学文献出版社，2004年版，第6页。

在生活方式、思维方式、价值取向、语言文化等方面有明显差异，在面对异质文化时，会产生不自觉的排斥心理，因此，因地制宜就显得尤为重要。中医国际化道路上，教育发挥了重大作用。文化的特殊作用和独特功能就是对个人和社会的"教化"，从而塑造个人，引导社会。[①] 中医药文化是中华优秀传统文化的一部分，传播中医药文化就是传播中华传统优秀文化。目前，国际上众多高校都开设了中医教育，借此使海外学生对中医药文化的知识、内涵有更深的理解，从而减少中医药文化对外传播的阻力。在开展中医药文化健康教育的过程中，需要做到因地制宜，深入研究受传者所在的区域文化，利用各地区学生喜欢的形式以及感兴趣的内容开展中医药文化教育，激发受传者的兴趣，使中医药文化内核得到有效普及，从而提升中医药文化国际影响力。

（二）发挥中医"治未病"的独特优势

中医以传统医学为主，是研究人体生理、病理及疾病的诊断、防治等的一门学科。中医来源于自然、来源于生活，是人体关于自然、生活、行动、情志等的经验总结。中医认为平衡好各方面的关系可治病，也可防病。而自然、生活、行动、情志等与人密不可分，因此根据中医理论指导养生、防病，自然而然成为中医诊疗的独特优势。《黄帝内经》有云："上医治未病，中医治欲病，下医治已病"[②]，可见"治未病"自古以来便是中医医疗服务的重要组成部分，应当充分发挥其作用，服务于海内外广大受传者。此外，中医药文化总结了几千年来中华民族保护个体生命和族群健康发展的经验，以人为本、医乃仁术、天人合一、调和致中、大医精诚等理念，"仁、和、精、诚"，概括集中体现了中华民族高尚的道德情操。在中医药文化"走出去"的过程中，中医药文化的理念可以以"治未病"作为切入口进行重组，提升中医药文化表达方式，形成中医药文化话语体系。

---

① 杨耕：《文化的教化作用》，《文摘报》，2021-03-01。

② 孙思邈：《千金要方集要》，余瀛鳌、林菁、田思胜等编选，沈阳：辽宁科学技术出版社，2009 年版，第 14 页。

（三）融合社会主义核心价值观表达

国内有学者结合中医药文化与社会主义核心价值观进行研究，撰写了《中国传统文化视角下中医药院校医学生社会主义核心价值观教育的探索》一文，文章指出，社会主义核心价值观吸收了包括中医药文化在内的中国传统文化精髓。[①] 中医药文化核心价值观与社会主义核心价值观有着共同的文化基因，相互交融、彼此渗透，两相比较，二者有相同的价值取向和道德诉求，在内容上具有契合点，在本质上具有内在的关联性，在目标上具有一致性。中医药文化同社会主义核心价值观的融合有助于拓宽中医药文化的表达内涵，推动中医话语体系的发展。

三、以人为本，体现中医药文化传播人文关怀

美国学者德弗勒（M. L. Defleur）等在《大众传播学诸论》中指出："受传者成员心理和认识结构上的个人差异，是影响他们对媒介的注意力以及对媒介所讨论的问题和事务所采取的行为的关键因素。"[②] 不同受传者有不同的个性需求，但在一定社会阶层中受传者因职业、民族、经济收入、文化程度、宗教信仰等具有相似性，往往会形成一定的社会类型，其信息接受反应大致相仿。在中医药文化国际传播中，可根据不同社会类型的群体进行针对性传播，提高中医药文化吸引力的同时提升中医药文化国际传播的效果。[③]

国际传播的受传者覆盖全球，不同国家、民族、种族的受传者因宗教信仰、风俗习惯、社会地位、价值观的不同有所差异。[④] 根据受传者对信息的关注程度及关注的内容范围，可将受传者分为一般受传者及专业受传者。也可根据受传者的内在需求或接收动机等进行细分，某些受传者搜索中医药文

---

① 侯艳、刘东梅、刘川：《中国传统文化视角下中医药院校医学生社会主义核心价值观教育的探索》，《成都中医药大学学报》（教育科学版），2018（01），第 12—14 页。

② 梅尔文·德弗勒、桑德拉·鲍尔－洛基奇：《大众传播学诸论》，杜力平译，北京：新华出版社，1990 年，第 200 页。

③ 何娟：《中医药西传研究——以明末清初西方医学在华传播模式为视角》，山东中医药大学博士学位论文，2018 年，第 83 页。

④ 段立国：《当代中国核心价值观念国际传播的战略意蕴》，《探索》，2016（03），第 169—174 页。

化是为了获取信息，如了解某种中药的疗效；有些是为了娱乐消遣，如阅读中医药文化故事；还有一些是为了获得知识，如学习中医药典籍。根据不同受传者的需求精准细分，提供不同类别的中医药文化信息，是提高中医药文化国际传播有效性的关键。

　　进入 21 世纪以来，手机移动客户端、互联网、电视、报纸的细分标志着媒介分层现象在中国出现并打破综合性媒介在中国的统治局面。"在大众传播学界，媒介分层现象被解释为大众传播的小众化"①，国际上通常将媒介分层现象作为传媒业走向成熟的标志，这为中医药文化国际传播提出了更高的要求，即要以人为本，充分运用受传者细分战略对受传者进行精准定位，体现中医药文化传播关怀。受传者细分战略指的是"将受传者根据不同的标准划分成具有类似需要、特征和行为方式的群体，并为选定的消费群体设计特定的诉求，以期达到最有效的传播效果"②。大数据时代为受传者细分提供了可行性，基于受传者行为特征，可利用受传者共通的属性建立用户群组，为不同受传者群体提供精准传播：针对普通受传者，可着重传播中医养生知识；针对患者，可着重传播中医药的优势领域，建立患者对中医药的需要和信任；③ 针对专业人士，可注重传播中医先进理论。总之，针对不同受传者群体，要用"最大公约数"对其进行传播，避免中医"水土不服"的现象。

四、"借船出海"，提升中医药文化国际影响力

　　中医药文化作为中华优秀传统文化的代表，是发出中国声音、讲好中国故事、塑造中国形象的亮点，如何"出海"进行对外传播成了摆在我们眼前的一大问题。近年来，新媒体的迅速发展为中医药文化国际传播注入了新鲜血液，为中医"出海"提供了"帆船"，"借船出海"之势已然形成。第二届世界互联网大会开幕式的致辞中，习近平总书记明确指出，要"打造网上文

---

　　① 孙玮：《多重视角中的媒介分层现象》，《新闻大学》，2002（03），第 11 页。
　　② 滑明达、丁启玉：《美国广告业"受传者细分战略"的理论与机制》，《外语教学》，2003（03），第 40 页。
　　③ 何娟：《中医药西传研究——以明末清初西方医学在华传播模式为视角》，山东中医药大学博士学位论文，2018 年，第 86－87 页。

化交流共享平台，发挥互联网传播平台的优势，让各国人民了解中华优秀传统文化"①。互联网平台拓宽了中医药文化的传播渠道，为中医药文化与时俱进的传播路径提供了新的方向。

新媒体"将传统的单一方式变成可以互相交流的、分享的多种方式，使得中医药传播具有广泛的群众基础"②。现阶段互联网技术迅速发展，新媒体逐渐增多，这为中医药文化的国际传播提供了可以依托的"帆船"。乘坐新媒体之"船"，利用互联网将中医药文化进行对外传播，可以使世界受传者对中医药文化有更深的了解，其中包括中医的行为方式、思维模式以及中医的价值观等。在互联网迅速发展的背景之下，中医药文化传播面临着挑战与机遇。为了使中医药文化更好地渗透在国际受传者的日常生活当中，可以利用新兴媒介如推特、脸书等作为中医药文化传播的新路径。在利用互联网传播中医药文化的过程中，要巧设议题，以新颖的内容、形式吸引人们的眼球，让海外受传者给予中医药文化更多的关注。在互联网媒体发展的趋势下，中医药文化的传播可通过语音、文字、图像、视频、音频等多种形式实现。

---

① 《习近平在第二届世界互联网大会开幕式上的讲话》，新华网，http://www.xinhuanet.com/politics/2015-12/16/c_1117481089.htm，2021-03-01。

② 刘新鸥、申俊龙、沈永健：《中医药文化传播现状及传播模式分析》，《中医杂志》，2016 (10)，第813页。